Les Micro-Habitudes : Le Grand Pouvoir des Petites Actions

Introduction

- Présentation du concept des micro-habitudes.

- Pourquoi les petites actions peuvent avoir un impact énorme.

- Objectif du livre : guider le lecteur à intégrer des micro-habitudes dans sa vie quotidienne pour des transformations durables.

Chapitre 1 : Comprendre les Habitudes

- Définition d'une habitude et comment elle se forment.

- La science derrière les habitudes : signal, routine, récompense.

- Exemples de micro-habitudes réussies.

Chapitre 2 : La Puissance des Petites Actions

- Pourquoi les grandes résolutions échouent-elles souvent ?

- Comment les petites actions sont plus faciles à maintenir.

- Études de cas de personnes ayant transformé leur vie grâce aux micro-habitudes.

Chapitre 3 : Identifier et Analyser Vos Habitudes Actuelles

- Comment faire un audit de vos habitudes actuelles.
- Identifier les habitudes négatives et positives.
- Outils et techniques pour suivre vos habitudes.

Chapitre 4 : Créer des Micro-Habitudes

- Comment choisir les bonnes micro-habitudes.
- Techniques pour intégrer des micro-habitudes dans votre routine quotidienne.
- Exemples pratiques de micro-habitudes pour différents domaines de la vie (santé, travail, relations, etc.).

Chapitre 5 : Surmonter les Obstacles

- Identifier les obstacles courants à la formation d'habitudes.
- Techniques pour surmonter les résistances et rester motivé.
- Rôle de la volonté et de l'environnement dans le maintien des habitudes.

Chapitre 6 : Les Micro-Habitudes pour la Productivité

- Exemples de micro-habitudes pour améliorer la productivité.
-

Techniques de gestion du temps basées sur les micro-habitudes.

•

Outils pour suivre et évaluer votre productivité.

Chapitre 7 : Les Micro-Habitudes pour la Santé et le Bien-Être

•

Importance des micro-habitudes pour la santé physique et mentale.

•

Exemples de micro-habitudes pour une meilleure alimentation, exercice, et relaxation.

•

Comment intégrer ces habitudes dans une vie chargée.

Chapitre 8 : Les Micro-Habitudes pour le Développement Personnel

•

Comment les micro-habitudes peuvent aider à la croissance personnelle.

•

Exemples de micro-habitudes pour l'apprentissage continu, la pratique de la gratitude, et la méditation.

•

Stratégies pour maintenir ces habitudes à long terme.

Chapitre 9 : Maintenir Vos Micro-Habitudes à Long Terme

•

Techniques pour suivre et évaluer vos progrès.

•

Ajuster et améliorer vos micro-habitudes au fil du temps.

•

Créer un système de soutien pour assurer la pérennité de vos habitudes.

Conclusion

- Résumé des points clés du livre.
- Encouragements et conseils finaux pour les lecteurs.
- Invitation à partager leurs réussites et à continuer à évoluer.

Introduction

Dans un monde où nous sommes constamment bombardés de messages prônant des transformations radicales et des changements de vie spectaculaires, l'idée que de petites actions puissent avoir un impact significatif peut sembler contre-intuitive. Pourtant, c'est précisément dans ces gestes apparemment insignifiants que réside un pouvoir extraordinaire : celui de transformer progressivement mais profondément nos vies.

Le concept des micro-habitudes

Les micro-habitudes représentent de petites actions faciles à intégrer dans notre routine quotidienne, mais qui peuvent entraîner de grands changements sur le long terme. Contrairement aux grandes résolutions qui demandent souvent une volonté surhumaine et qui finissent par s'essouffler, les micro-habitudes s'appuient sur la puissance de la répétition et de la constance.

Imaginez un instant que vous décidiez de lire une page d'un livre par jour. À première vue, cela peut sembler insignifiant. Cependant, cette action minuscule, répétée jour après jour, commence à créer un élan. Votre connaissance s'enrichit légèrement, votre habitude de lecture se renforce, et surtout, vous commencez à vous voir comme quelqu'un qui lit régulièrement. Cette perception de soi est cruciale, car elle peut vous motiver à en faire davantage, créant ainsi un cercle vertueux d'amélioration continue.

La science derrière les micro-habitudes

Pour comprendre pleinement le pouvoir des micro-habitudes, il est essentiel d'explorer la science qui sous-tend la formation et le maintien des habitudes en général. Les neurosciences nous ont appris que nos habitudes sont profondément ancrées dans la structure même de notre cerveau.

La boucle de l'habitude

Au cœur de chaque habitude se trouve ce que les chercheurs appellent la "boucle de l'habitude". Cette boucle se compose de trois éléments principaux :

Le signal : le déclencheur qui initie le comportement.

La routine : l'action elle-même.

La récompense : le bénéfice que nous en tirons, qu'il soit tangible ou émotionnel.

Chaque fois que nous répétons une action, nous renforçons les connexions neuronales associées à cette habitude. C'est ce qu'on appelle la neuroplasticité, la capacité de notre cerveau à se remodeler en fonction de nos expériences et de nos comportements répétés. Avec le temps, ces connexions deviennent si fortes que le comportement devient automatique, nécessitant peu ou pas d'effort conscient.

Les micro-habitudes tirent parti de ce processus neurologique. En répétant de petites actions de manière cohérente, nous créons et renforçons de nouvelles voies neuronales. Ces voies, une fois établies, facilitent la répétition du comportement, le rendant de plus en plus naturel et automatique.

De plus, les habitudes sont intimement liées à notre système de récompense cérébral. Chaque fois que nous accomplissons une action qui nous procure une sensation de satisfaction ou de plaisir, notre cerveau libère de la dopamine, un neurotransmetteur associé à la motivation et au plaisir. Cette libération de dopamine renforce le comportement, nous incitant à le répéter. Les micro-habitudes, en offrant des victoires faciles et fréquentes, peuvent stimuler ce système de récompense de manière régulière, renforçant ainsi notre motivation à maintenir ces comportements.

L'effet cumulé et les micro-habitudes

L'un des concepts les plus puissants lorsqu'on parle de micro-habitudes est celui de l'effet cumulé. Popularisé par Darren Hardy dans son livre "The Compound Effect", ce principe stipule que des actions petites mais constantes, maintenues sur une longue période, peuvent produire des résultats exponentiels.

Cette approche s'aligne parfaitement avec la stratégie des micro-habitudes, démontrant comment de petits changements quotidiens peuvent mener à des transformations significatives.

Prenons l'exemple de l'épargne financière. Mettre de côté quelques euros chaque jour peut sembler insignifiant à court terme. Cependant, sur plusieurs années, avec l'effet des intérêts composés, cette petite action peut se transformer en une somme substantielle. Darren Hardy illustre ce concept en calculant qu'une habitude apparemment anodine, comme acheter un café à 4 euros par jour, peut coûter plus de 51 000 euros sur 20 ans. Ce même principe s'applique positivement : consacrer quelques minutes par jour à l'apprentissage d'une nouvelle compétence peut, au fil du temps, mener à une maîtrise complète de cette compétence.

Les micro-habitudes fonctionnent sur le même principe. Chaque petite action, bien qu'apparemment insignifiante lorsqu'elle est considérée isolément, s'accumule au fil du temps pour créer un changement significatif. C'est la constance et la répétition qui donnent aux micro-habitudes leur véritable pouvoir. Comme le souligne Hardy, ce ne sont pas les grandes choses qui s'additionnent à la fin, mais les centaines, les milliers, les millions de petites choses qui séparent l'ordinaire de l'extraordinaire.

L'effet cumulé sur notre perception et notre confiance

L'effet cumulé s'applique non seulement aux résultats tangibles de nos actions, mais aussi à notre perception de nous-mêmes et à notre confiance en notre capacité à changer. Chaque fois que nous réussissons à maintenir une micro-habitude, nous renforçons notre croyance en notre capacité à apporter des changements positifs dans notre vie. Cette confiance accrue peut nous pousser à adopter d'autres habitudes positives, créant ainsi un cercle vertueux d'amélioration continue.

Stratégies pour mettre en place des micro-habitudes efficaces

Pour tirer pleinement parti de l'effet cumulé à travers les micro-habitudes, voici quelques stratégies clés :

Commencez petit : Choisissez des actions tellement simples qu'elles sont presque impossibles à ne pas réaliser. Par exemple, lire une page d'un livre par jour ou faire une seule pompe.

Liez vos micro-habitudes à des déclencheurs existants : Associez votre nouvelle habitude à une routine déjà établie pour faciliter son intégration.

Concentrez-vous sur la cohérence plutôt que sur la perfection : L'objectif est de maintenir l'habitude sur le long terme, même si vous ne dépassez pas toujours l'objectif minimal.

Célébrez vos petites victoires : Chaque fois que vous accomplissez votre micro-habitude, prenez le temps de reconnaître votre effort. Cela stimule le système de récompense de votre cerveau et renforce la motivation.

Soyez patient : Rappelez-vous que les résultats significatifs prennent du temps. Selon les recherches, il faut en moyenne 66 jours pour qu'une habitude devienne automatique, mais cela peut varier considérablement d'une personne à l'autre.

En adoptant cette approche des micro-habitudes et en comprenant l'effet cumulé, vous pouvez transformer progressivement votre vie. Que ce soit pour améliorer votre productivité, votre santé, vos relations ou votre développement personnel, ces petites actions quotidiennes, maintenues avec constance, vous mèneront vers des changements durables et significatifs.

L'importance des micro-habitudes dans la vie moderne

Dans notre monde moderne, nous sommes constamment bombardés de tâches, de responsabilités et de distractions. Les exigences de la vie quotidienne peuvent rendre difficile la mise en place de nouvelles habitudes, surtout si elles demandent un effort significatif. C'est ici que les micro-habitudes se révèlent particulièrement efficaces.

Les micro-habitudes permettent de contourner les obstacles de la procrastination et du manque de motivation en rendant l'action si petite qu'elle ne peut être ignorée. Par exemple, plutôt que de se fixer l'objectif ambitieux de méditer pendant 30 minutes chaque jour, commencez par méditer une minute. Une minute de pleine conscience peut sembler insignifiante, mais elle crée un point de départ. Une fois que cette habitude est bien ancrée, il devient beaucoup plus facile d'augmenter progressivement le temps de méditation.

Les micro-habitudes sont également particulièrement pertinentes dans le contexte de l'équilibre entre vie professionnelle et vie privée. Les longues journées de travail, combinées aux responsabilités familiales, laissent peu de temps pour des activités de développement personnel. Cependant, en intégrant des micro-habitudes dans votre routine quotidienne, vous pouvez progressivement améliorer divers aspects de votre vie sans avoir à consacrer de longues périodes de temps d'un coup.

Les micro-habitudes et le cerveau

Chaque fois que nous répétons une action, nous renforçons les voies neuronales associées à cette action. Plus nous répétons l'action, plus ces connexions deviennent fortes, rendant l'action plus automatique et moins exigeante cognitivement. Les micro-habitudes profitent de ce principe en favorisant la répétition fréquente d'actions petites mais significatives.

En répétant ces petites actions, nous aidons notre cerveau à créer et à renforcer les voies neuronales nécessaires à la formation de nouvelles habitudes. Par exemple, si vous souhaitez devenir plus organisé, vous pourriez commencer par une micro-habitude consistant à passer une minute chaque soir à ranger votre bureau. À mesure que cette habitude se renforce, il devient plus facile de consacrer plus de temps au rangement et à l'organisation, car le comportement est déjà bien ancré dans votre routine.

Exemples concrets de transformation grâce aux micro-habitudes

Pour illustrer le pouvoir des micro-habitudes, examinons quelques exemples concrets de personnes ayant transformé leur vie grâce à cette approche :

1. **James Clear :** Dans son livre "Atomic Habits", Clear raconte comment il a utilisé les micro-habitudes pour surmonter les blessures sportives et améliorer sa performance athlétique. En se concentrant sur de petites actions répétées, comme faire quelques étirements chaque jour, il a pu progressivement retrouver et même surpasser son niveau de forme physique antérieur.

2. **Stephen Guise :** Auteur de "Mini Habits", Guise a utilisé la technique des micro-habitudes pour vaincre la procrastination et se mettre en forme. En commençant par des actions aussi petites que faire une seule pompe par jour, il a pu créer une routine d'exercice complète et transformer son mode de vie.

3. **BJ Fogg :** Professeur à Stanford et expert en comportement humain, Fogg a développé le modèle Tiny Habits, qui préconise de commencer par des actions minuscules pour créer des changements durables. Il a aidé des milliers de personnes à adopter des comportements plus sains et productifs en se concentrant sur des actions petites mais significatives.

Les micro-habitudes et la motivation

Un des plus grands avantages des micro-habitudes est leur capacité à contourner le besoin de motivation constante. Les grandes résolutions et les objectifs ambitieux dépendent souvent d'un niveau élevé de motivation, qui peut fluctuer en fonction de divers facteurs comme le stress, la fatigue ou les distractions. Les micro-habitudes, en revanche, demandent si peu d'effort qu'elles peuvent être réalisées même lorsque la motivation est faible.

Cela crée un effet boule de neige : en accomplissant régulièrement de petites actions, vous commencez à voir des résultats positifs, ce qui renforce votre motivation et vous encourage à continuer. Par exemple, une personne qui commence par lire une page d'un livre chaque jour peut rapidement trouver du plaisir dans cette habitude, l'incitant à lire davantage et à explorer de nouveaux sujets.

Comment utiliser ce livre pour maximiser l'impact des micro-habitudes

Ce livre est structuré pour vous guider à chaque étape de l'intégration des micro-habitudes dans votre vie. Voici comment vous pouvez l'utiliser pour maximiser son impact :

1. **Lisez attentivement chaque chapitre :** Chaque section du livre est conçue pour vous fournir des connaissances approfondies et des techniques pratiques. Prenez le temps de bien comprendre les concepts avant de les mettre en pratique.

2. **Appliquez les techniques progressivement :** Ne tentez pas de changer trop de choses à la fois. Commencez par une ou deux micro-habitudes et ajoutez-en progressivement à mesure que vous vous sentez à l'aise.

3. **Suivez vos progrès :** Utilisez des outils comme des journaux de bord, des applications de suivi des habitudes ou des tableaux de visualisation pour suivre vos progrès. Cela vous aidera à rester motivé et à voir les changements positifs se cumuler.

4. **Restez flexible et adaptez-vous :** La vie est imprévisible, et il est important de rester flexible. Si une micro-habitude ne fonctionne pas comme prévu, ajustez-la ou remplacez-la par une autre. L'important est de continuer à avancer.

5. **Créez un système de soutien :** Entourez-vous de
    personnes qui partagent vos objectifs ou qui
    peuvent vous soutenir dans votre démarche. Les
    groupes de soutien, les coachs ou même les amis et
    la famille peuvent être des ressources précieuses
    pour vous aider à maintenir vos nouvelles
    habitudes.

En suivant ces conseils et en utilisant ce livre comme guide, vous serez en mesure de transformer progressivement mais sûrement différents aspects de votre vie. Les micro-habitudes offrent une approche pratique et puissante pour atteindre des objectifs que vous n'auriez jamais cru possibles, en exploitant la puissance des petites actions répétées. Ce voyage vers un nouveau vous commence par une petite action aujourd'hui. Soyez prêt à découvrir le pouvoir des micro-habitudes et à transformer votre vie de manière significative et durable.

Chapitre 1 : Comprendre les Habitudes

Les habitudes façonnent notre vie de manière plus profonde que nous ne le réalisons souvent. Ces comportements automatiques, ancrés dans notre quotidien, influencent nos décisions, nos actions et, à terme, définissent qui nous sommes. Comprendre la nature des habitudes, leur formation et leur impact est crucial pour quiconque cherche à apporter des changements durables dans sa vie.

Définition d'une habitude et son processus de formation

Une habitude est un comportement ou une action que nous répétons régulièrement et souvent inconsciemment. C'est une routine automatique déclenchée par un signal spécifique dans notre environnement ou notre état interne. Elles se forment à travers un processus de répétition et de renforcement, où notre cerveau apprend à associer certains comportements à des récompenses spécifiques.

Le processus de formation d'une habitude commence généralement par une action consciente et délibérée. Au fil du temps, à mesure que nous répétons cette action dans un contexte similaire, notre cerveau commence à automatiser le comportement. Cette automatisation permet de libérer des ressources cognitives pour d'autres tâches, rendant le comportement moins exigeant en termes d'effort mental.

La science derrière les habitudes : signal, routine, récompense

Pour comprendre en profondeur comment se forment les habitudes, il est essentiel d'examiner le modèle de "signal, routine, récompense", détaillé par Charles Duhigg dans son ouvrage "The Power of Habit". Ce modèle se compose de trois éléments cruciaux qui forment la boucle de l'habitude :

1. **Le signal :** C'est le déclencheur qui initie l'habitude. Ce signal peut être un événement externe, comme une alarme qui sonne, ou interne,

comme une émotion ou une pensée particulière. Le signal agit comme un rappel pour exécuter l'habitude.

2. **La routine :** C'est l'action ou le comportement lui-même. La routine est la réponse au signal et peut être une action physique, mentale ou émotionnelle. C'est la partie visible de l'habitude, ce que nous faisons en réponse au signal.

3. **La récompense :** C'est le bénéfice que nous obtenons de la routine. La récompense peut être tangible, comme une sensation de bien-être physique après l'exercice, ou intangible, comme un sentiment de satisfaction après avoir accompli une tâche. La récompense renforce l'habitude en rendant le cerveau désireux de répéter le cycle.

Ce cycle de signal-routine-récompense est au cœur de toutes nos habitudes, qu'elles soient positives ou négatives. Comprendre ce cycle est crucial pour modifier ou créer de nouvelles habitudes, car il nous permet d'identifier les points clés où nous pouvons intervenir pour changer notre comportement.

Le rôle du cerveau dans la formation des habitudes

Les neurosciences nous ont appris que nos habitudes sont profondément ancrées dans la structure même de notre cerveau. Chaque fois que nous répétons une action, nous renforçons les connexions neuronales associées à cette action. Ce phénomène, connu sous le nom de neuroplasticité, permet à notre cerveau de se remodeler en fonction de nos expériences et de nos comportements répétés.

Plus nous répétons une action, plus les connexions neuronales associées deviennent fortes, rendant le comportement plus automatique et moins exigeant cognitivement. C'est pourquoi les habitudes bien établies semblent se produire presque sans effort de notre part. Notre cerveau a littéralement créé des voies neuronales dédiées à ces comportements spécifiques.

Les habitudes sont également intimement liées à notre système de récompense cérébral. Chaque fois que nous accomplissons une action qui nous procure une sensation de satisfaction ou de plaisir, notre cerveau libère de la dopamine, un neurotransmetteur associé à la motivation et au plaisir. Cette libération de dopamine renforce le comportement, nous incitant à le répéter.

L'importance des émotions dans la formation des habitudes

Les émotions jouent un rôle crucial dans la formation et le maintien des habitudes. Notre cerveau est constamment à la recherche de moyens pour nous faire ressentir du plaisir et éviter la douleur. C'est pourquoi les habitudes qui nous procurent une sensation agréable ont tendance à se renforcer rapidement.

Par exemple, si nous associons la lecture du soir à un sentiment de détente et de bien-être, nous sommes plus susceptibles de maintenir cette habitude. À l'inverse, si une habitude comme faire de l'exercice est associée à des sentiments de désagrément ou d'inconfort, il peut être plus difficile de la maintenir, même si nous savons qu'elle est bénéfique à long terme.

Comprendre ce lien entre émotions et habitudes est essentiel pour créer des changements durables. En associant des émotions positives à de nouvelles habitudes que nous souhaitons adopter, nous pouvons augmenter considérablement nos chances de les maintenir sur le long terme.

Les micro-habitudes : une approche révolutionnaire

C'est dans ce contexte que le concept de micro-habitudes prend tout son sens. Les micro-habitudes sont des actions si petites qu'elles semblent presque insignifiantes lorsqu'elles sont considérées isolément. Cependant, leur véritable pouvoir réside dans leur capacité à être répétées sans effort, jour après jour, créant ainsi des changements profonds et durables.

Les micro-habitudes exploitent notre compréhension du fonctionnement du cerveau et des habitudes. En commençant par des actions minuscules, nous contournons la résistance naturelle au changement que notre cerveau peut opposer face à des modifications importantes de notre routine. Ces petites actions sont suffisamment modestes pour ne pas déclencher de stress ou d'anxiété, mais suffisamment significatives pour, au fil du temps, conduire à des transformations profondes.

Par exemple, au lieu de se fixer l'objectif ambitieux de méditer pendant 30 minutes chaque jour, on pourrait commencer par une micro-habitude consistant à prendre trois respirations profondes chaque matin. Cette action est si petite qu'elle ne provoque aucune résistance, mais répétée quotidiennement, elle peut créer une base solide pour développer une pratique de méditation plus substantielle.

Exemples de micro-habitudes réussies

Pour illustrer le pouvoir des micro-habitudes, examinons quelques exemples concrets de personnes ayant transformé leur vie grâce à cette approche :

1. James Clear : Auteur de "Atomic Habits", il raconte comment il a utilisé les micro-habitudes pour surmonter des blessures sportives et améliorer sa performance athlétique. En se concentrant sur de petites actions répétées, comme faire quelques étirements chaque jour, il a pu progressivement retrouver et même surpasser son niveau de forme physique antérieur.

2. Stephen Guise : Auteur de "Mini Habits", a utilisé la technique des micro-habitudes pour vaincre la procrastination et se mettre en forme. En commençant par des actions aussi petites que faire une seule pompe par jour, il a pu créer une routine d'exercice complète et transformer son mode de vie.

Ces exemples illustrent comment de petites actions, répétées régulièrement, peuvent conduire à des changements significatifs dans divers aspects de notre vie.

L'impact des micro-habitudes sur le long terme

L'un des concepts les plus puissants lorsqu'on parle de micro-habitudes est celui de l'effet cumulé. Ce principe stipule que de petites actions mais constantes, maintenues sur une longue période, peuvent produire des résultats exponentiels.

Prenons l'exemple de l'épargne financière. Mettre de côté quelques euros chaque jour peut sembler insignifiant à court terme. Cependant, sur plusieurs années, avec l'effet des intérêts composés, cette petite action peut se transformer en une somme substantielle. De la même manière, consacrer quelques minutes par jour à l'apprentissage d'une nouvelle compétence peut, au fil du temps, mener à une maîtrise complète de cette compétence.

Les micro-habitudes fonctionnent sur le même principe. Chaque petite action, bien qu'apparemment insignifiante lorsqu'elle est considérée isolément, s'accumule au fil du temps pour créer un changement significatif. C'est la constance et la répétition qui donnent aux micro-habitudes leur véritable pouvoir.

Comment créer de nouvelles habitudes

Maintenant que nous comprenons le fonctionnement des habitudes et le pouvoir des micro-actions, comment pouvons-nous utiliser ces connaissances pour créer de nouvelles habitudes positives ? Voici quelques étapes clés :

1. Identifiez un comportement spécifique que vous souhaitez adopter.

2. Rendez-le minuscule. Plus l'action est petite, plus il sera facile de la maintenir.

3. Attachez-la à une habitude existante.Utilisez une routine déjà établie comme déclencheur pour votre nouvelle habitude.

4. Célébrez chaque succès, aussi petit soit-il. Cette célébration renforce le circuit de récompense dans votre cerveau.

Par exemple, si vous souhaitez adopter une habitude de méditation, vous pourriez commencer par prendre trois respirations profondes (action minuscule) juste après vous être brossé les dents le matin (habitude existante). Après chaque session, prenez un moment pour vous féliciter mentalement.

Le rôle du mindset dans la modification des habitudes

Votre état d'esprit joue un rôle crucial dans la formation et la modification des habitudes. Un état d'esprit de croissance, comme abordé par Carol Dweck, est essentiel pour adopter de nouvelles habitudes et surmonter les défis.

Adopter un état d'esprit de croissance signifie croire que vos capacités peuvent être développées par l'effort et l'apprentissage. Cela vous permet de voir les échecs comme des opportunités d'apprentissage plutôt que comme des limitations permanentes. Cette perspective est particulièrement importante lorsqu'on travaille à former de nouvelles habitudes, car le processus implique inévitablement des moments où des obstacles imprévus surgiront, et où des échecs se produiront.

Il est important de voir ces moments non pas comme des raisons d'abandonner, mais comme des opportunités de renforcement et d'apprentissage. Chaque fois que vous surmontez un obstacle ou que vous vous remettez d'un échec, vous renforcez non seulement l'habitude elle-même, mais aussi votre résilience et votre capacité à persévérer face aux défis.

Conclusion

Les habitudes façonnent notre vie de manière plus profonde que nous ne le réalisons souvent. En comprenant leur fonctionnement et en exploitant le pouvoir des micro-actions, nous pouvons prendre le contrôle de notre comportement et, par extension, de notre vie.

Rappelez-vous que le changement durable ne se produit pas du jour au lendemain. Il est le résultat de petites actions répétées jour après jour. Comme l'a si bien dit Aristote : "Nous sommes ce que nous faisons de manière répétée. L'excellence n'est donc pas un acte, mais une habitude."

Dans les chapitres suivants, nous explorerons plus en détail comment identifier et analyser vos habitudes actuelles, et comment intégrer efficacement les micro-habitudes dans votre routine quotidienne pour des transformations durables. Préparez-vous à transformer votre vie, une petite action à la fois.

Chapitre 2 : La puissance des petites actions

Les grandes ambitions et les résolutions ambitieuses ont souvent la vie courte. Pourquoi est-ce si difficile de maintenir ces grands changements, et comment les petites actions peuvent-elles être la clé d'une transformation durable ? Ce chapitre explore la puissance souvent sous-estimée des petites actions et explique pourquoi elles sont cruciales pour un changement à long terme.

Pourquoi les grandes résolutions échouent-elles souvent ?

Chaque année, des millions de personnes prennent des résolutions avec les meilleures intentions du monde. Cependant, la plupart de ces résolutions sont abandonnées avant la fin du mois de janvier. Plusieurs facteurs expliquent cet échec récurrent.

Le syndrome du tout ou rien est l'un des principaux obstacles. Beaucoup adoptent une mentalité de "tout ou rien" lorsqu'il s'agit de changement. Si on rate une journée d'exercice, on abandonne complètement le programme.

Cette approche rigide ne laisse pas de place à la flexibilité et aux inévitables fluctuations de la vie quotidienne. De plus, notre volonté est comme un muscle qui peut s'épuiser si on lui en demande trop, trop vite. Les grandes résolutions nécessitent souvent un effort de volonté constant et intense, ce qui peut rapidement mener à l'épuisement.

Un autre facteur important est le manque de récompenses immédiates. Les grands objectifs prennent du temps à se réaliser. Sans résultats visibles rapidement, il est facile de se décourager et d'abandonner. Cette absence de gratification immédiate peut saper notre motivation et nous faire douter de la pertinence de nos efforts.

La peur de l'échec joue également un rôle crucial. Plus l'objectif est ambitieux, plus la peur de l'échec peut être paralysante. Cette peur peut nous empêcher même d'essayer, ou nous pousser à abandonner au premier obstacle. Elle crée une pression supplémentaire qui peut rendre le processus de changement encore plus difficile.

Enfin, le changement d'identité trop brutal est souvent sous-estimé. Les grandes résolutions impliquent souvent un changement radical de notre identité. Passer de "quelqu'un qui ne fait jamais de sport" à "un athlète qui s'entraîne tous les jours" est un saut identitaire difficile à réaliser du jour au lendemain. Ce changement brusque peut créer un conflit interne et une résistance psychologique qui sabotent nos efforts.

Comment les petites actions sont plus faciles à maintenir ?

Les micro-habitudes, ou petites actions, contournent habilement ces obstacles. Elles offrent une approche plus douce et progressive du changement, qui s'aligne mieux avec notre psychologie et notre physiologie.

Tout d'abord, les micro-habitudes sont moins intimidantes. Faire une pompe par jour est beaucoup moins intimidant que s'engager à aller à la salle de sport une heure tous les jours. Cette approche réduit la résistance psychologique au changement et rend l'action plus accessible, même les jours où la motivation est faible.

De plus, les micro-habitudes nécessitent moins de volonté. Les petites actions demandent peu d'effort et de volonté. Elles sont si faciles à réaliser qu'elles ne provoquent pas d'épuisement mental. Cette facilité d'exécution permet de maintenir la constance, même dans les moments de fatigue ou de stress.

Un avantage majeur des micro-habitudes est qu'elles offrent des victoires rapides. Chaque petite action accomplie est une victoire. Ces succès fréquents stimulent la motivation et renforcent l'engagement. Ils créent un cycle positif de renforcement qui encourage à continuer.

Les micro-habitudes réduisent également la peur de l'échec. L'enjeu étant moindre, la peur de l'échec diminue. Il est plus facile de recommencer après un jour manqué quand l'objectif est petit. Cette réduction de la pression permet une approche plus détendue et positive du changement.

Enfin, elles permettent un **c**hangement d'identité progressif. Les petites actions répétées modifient graduellement notre perception de nous-mêmes, permettant un changement d'identité plus naturel et durable. Au lieu d'un changement brutal, on observe une évolution progressive qui s'intègre plus harmonieusement dans notre vie.

L'effet cumulatif des petites actions

Imaginons deux personnes, Alice et Bob. Alice décide de lire 50 pages par jour, une résolution ambitieuse qu'elle maintient pendant une semaine avant d'abandonner, découragée. Bob, lui, choisit de lire seulement 3 pages par jour, une action si petite qu'elle semble presque insignifiante.

Au bout d'un mois, Alice a lu 350 pages (50 pages x 7 jours), puis a arrêté. Bob, en revanche, a lu 90 pages (3 pages x 30 jours).

La différence semble favoriser Alice à ce stade. Cependant, au bout d'un an, la situation change radicalement. Alice est toujours à 350 pages, tandis que Bob a lu 1095 pages (3 pages x 365 jours).

Cet exemple illustre comment une action minime, maintenue dans le temps, peut surpasser une action plus ambitieuse mais abandonnée rapidement. C'est la constance et la répétition qui donnent aux micro-habitudes leur véritable pouvoir.

Le pouvoir des micro-habitudes dans différents domaines

Les micro-habitudes peuvent transformer divers aspects de notre vie, de la santé physique au développement personnel, en passant par la productivité et les relations.

Dans le domaine de la santéphysique, des micro-habitudes comme faire une pompe par jour, boire un verre d'eau supplémentaire, ou manger un fruit à chaque repas peuvent, au fil du temps, conduire à des améliorations significatives de la condition physique et de la nutrition.

Pour la santémentale, des actions telles que méditer une minute chaque matin, noter une chose positive chaque soir, ou prendre trois respirations profondes avant chaque repas peuvent grandement contribuer à réduire le stress et améliorer le bien-être émotionnel.

En termes de productivité, écrire une to-do list de 3 choses à faire chaque matin, ranger son bureau pendant 2 minutes chaque soir, ou lire une page d'un livre professionnel par jour peuvent progressivement transformer nos habitudes de travail et notre efficacité.

Même nos relations peuvent bénéficier de micro-habitudes. Envoyer un message positif à un proche chaque jour, faire un compliment sincère quotidiennement, ou écouter activement pendant 5 minutes sans interruption sont autant de petites actions qui peuvent renforcer nos liens sociaux et améliorer notre communication.

Comment démarrer avec les micro-habitudes ?

Pour tirer parti de la puissance des petites actions, il est important de suivre une approche structurée. Voici quelques étapes clés pour commencer :

1. Choisissez une micro-habitude

Sélectionnez une action si petite qu'elle semble presque ridicule. Elle doit être si facile que vous n'avez aucune excuse pour ne pas la faire. Par exemple, si vous souhaitez intégrer de l'exercice dans votre routine, commencez par 5 minutes de marche par jour. Cette petite action est suffisamment simple pour ne pas susciter de résistance, mais elle peut servir de point de départ pour des habitudes plus importantes.

2. Attachez-la à une habitude existante

Liez votre nouvelle micro-habitude à quelque chose que vous faites déjà quotidiennement. Cette technique, connue sous le nom de "habitude d'ancrage", permet de capitaliser sur des routines déjà bien établies pour introduire de nouveaux comportements. Par exemple, "Après avoir brossé mes dents, je ferai une pompe." En associant la nouvelle habitude à une action déjà automatique, vous réduisez l'effort nécessaire pour vous en souvenir et l'exécuter.

3. Célébrez chaque succès

Reconnaissez et célébrez chaque fois que vous accomplissez votre micro-habitude. Cette célébration, aussi petite soit-elle, renforce le comportement en associant la nouvelle habitude à une expérience positive. Cette association positive renforce la motivation et encourage la répétition.

4. Soyez constant et patient

La clé est la répétition. Faites votre micro-habitude le plus régulièrement possible. La constance permet de renforcer les connexions neuronales associées à l'habitude, la rendant progressivement plus automatique et moins exigeante cognitivement. Cependant, il est important de garder à l'esprit que les résultats ne seront pas immédiats. Faites confiance au processus et persévérez, même si les changements ne sont pas immédiatement perceptibles. Cette patience est cruciale car la formation d'une nouvelle habitude est rarement un processus linéaire.

5. Augmentez progressivement

Une fois que votre micro-habitude est bien ancrée, vous pouvez l'augmenter légèrement. Si vous avez commencé par faire une pompe par jour, vous pouvez passer à deux. Cette progression graduelle vous permet de continuer à vous challenger tout en maintenant la faisabilité de l'habitude. En combinant constance, patience et progression mesurée, vous créez les conditions idéales pour que vos micro-habitudes s'enracinent profondément et produisent des changements durables dans votre vie.

Défis et exercices pratiques

Pour rendre ce chapitre plus interactif et engageant, voici quelques défis et exercices pratiques que vous pouvez intégrer :

Défi 1 : Choisir une micro-habitude

Exercice : Prenez quelques minutes pour réfléchir à une micro-habitude que vous aimeriez adopter. Assurez-vous qu'elle soit suffisamment petite pour être réalisée sans effort. Notez cette micro-habitude et commencez à la pratiquer dès aujourd'hui.

Défi 2 : Attacher la micro-habitude à une routine existante

Exercice : Identifiez une routine quotidienne à laquelle vous pouvez attacher votre nouvelle micro-habitude. Notez cette association et commencez à la mettre en pratique.

Défi 3 : Suivre vos progrès

Exercice : Utilisez un journal ou une application pour suivre vos progrès. Notez chaque jour où vous réalisez votre micro-habitude. Observez comment cette petite action commence à s'intégrer dans votre routine.

Défi 4 : Célébrer les petites victoires

Exercice : Prenez le temps de célébrer chaque succès, aussi petit soit-il. Récompensez-vous pour avoir maintenu votre micro-habitude pendant une semaine. Notez comment vous vous sentez après chaque célébration.

Défi 5 : Analyser et ajuster

Exercice : Après un mois de pratique, analysez vos progrès. Avez-vous réussi à maintenir votre micro-habitude ? Quels obstacles avez-vous rencontrés ? Comment pouvez-vous ajuster votre approche pour surmonter ces obstacles ? Notez vos réflexions et ajustez votre stratégie en conséquence.

Études de cas : Transformations grâce aux micro-habitudes

Pour illustrer le pouvoir des micro-habitudes, examinons quelques cas réels de personnes ayant transformé leur vie grâce à de petites actions constantes :

Le cas de James Clear :

L'auteur de Atomic Habits a utilisé les micro-habitudes pour se remettre d'une grave blessure. Il a commencé par lever un haltère léger une fois par jour. Cette habitude simple a évolué pour devenir une routine d'entraînement complète, lui permettant non seulement de se rétablir, mais aussi de devenir plus fort qu'avant sa blessure.

L'expérience de Sarah :

Sarah, une mère de famille débordée, voulait reprendre l'écriture. Elle a commencé par écrire une phrase par jour. Cette micro-habitude s'est progressivement transformée en une pratique d'écriture quotidienne de 30 minutes, aboutissant à la rédaction d'un roman en un an.

La transformation de Michael

Michael, un cadre stressé, a commencé par prendre trois respirations profondes chaque matin. Cette simple habitude a évolué en une pratique de méditation de 15 minutes, réduisant considérablement son stress et améliorant sa productivité au travail.

Les résolutions du Nouvel An

Selon une étude de l'Université de Scranton, seulement 8% des personnes réussissent à tenir leurs résolutions du Nouvel An. Cette statistique souligne la difficulté de maintenir des changements ambitieux et renforce l'importance d'adopter des micro-habitudes plus gérables.

L'impact des petites actions sur la santé

Des recherches montrent que même de petites augmentations de l'activité physique peuvent avoir des effets significatifs sur la santé. Une étude publiée dans le Journal of the American Heart Association a révélé que marcher seulement 30 minutes par jour peut réduire le risque de maladie cardiaque de 19%.

La puissance de la répétition

La répétition est essentielle pour la formation des habitudes. Une étude de l'University College London a montré qu'il faut en moyenne 66 jours pour qu'un nouveau comportement devienne automatique. Cette donnée souligne l'importance de la constance et de la répétition dans l'adoption des micro-habitudes.

Les bénéfices de la méditation

Des études ont démontré que même de courtes séances de méditation peuvent avoir des effets positifs sur le bien-être mental. Par exemple, une recherche publiée dans Psychological Science a montré que méditer seulement 10 minutes par jour pendant deux semaines peut réduire significativement les niveaux de stress et améliorer la concentration.

Les avantages de la gratitude

La pratique de la gratitude a été largement étudiée pour ses effets bénéfiques sur la santé mentale. Une étude de l'Université de Californie, Davis, a révélé que les personnes qui tiennent un journal de gratitude ressentent une augmentation de 25% de leur bonheur et de leur satisfaction de vie après 10 semaines.

Conclusion

Les petites actions, lorsqu'elles sont répétées constamment, ont le pouvoir de transformer radicalement notre vie. Contrairement aux grandes résolutions qui échouent souvent, les micro-habitudes offrent une approche durable et réalisable du changement personnel.

En comprenant pourquoi les grandes résolutions échouent et comment les petites actions peuvent être maintenues plus facilement, nous pouvons adopter une approche plus efficace pour atteindre nos objectifs. L'effet cumulatif de ces petites actions, bien que souvent invisible à court terme, peut conduire à des transformations remarquables à long terme.

Rappelez-vous : le changement durable ne se produit pas du jour au lendemain. C'est la somme de petites actions répétées jour après jour qui façonne notre destin. En adoptant la philosophie des micro-habitudes, vous posez les fondations d'une transformation profonde et durable de votre vie.

Dans le prochain chapitre, nous explorerons comment identifier et analyser vos habitudes actuelles, une étape cruciale pour savoir quelles micro-habitudes adopter pour un impact maximal sur votre vie.

Chapitre 3 : Identifier et Analyser Vos Habitudes Actuelles

Avant de pouvoir transformer votre vie grâce aux micro-habitudes, il est essentiel de comprendre où vous en êtes actuellement. Ce chapitre vous guidera à travers le processus d'identification et d'analyse de vos habitudes existantes, vous permettant ainsi de poser des bases solides pour un changement durable.

L'importance de l'auto-analyse

Imaginez que vous soyez un jardinier cherchant à créer un magnifique jardin. Avant de planter de nouvelles fleurs, vous devriez d'abord examiner le terrain, identifier les plantes existantes, et comprendre les conditions du sol. De la même manière, avant d'introduire de nouvelles micro-habitudes dans votre vie, il est crucial d'avoir une image claire de vos habitudes actuelles.

Cette auto-analyse n'est pas seulement un exercice intellectuel. C'est le premier pas vers une transformation personnelle significative. En comprenant vos habitudes actuelles, vous serez mieux équipé pour :

- Identifier les comportements qui vous freinent
- Reconnaître et renforcer les habitudes positives existantes
- Découvrir les moments opportuns pour introduire de nouvelles micro-habitudes
- Comprendre les déclencheurs et les récompenses qui motivent vos comportements

Comment faire un audit de vos habitudes actuelles

Pour réaliser un audit efficace de vos habitudes, commencez par tenir un journal de bord détaillé pendant une semaine complète. Documentez vos activités quotidiennes avec précision et honnêteté, en notant non seulement ce que vous faites, mais aussi quand et pourquoi vous le faites.

Par exemple, vous pourriez noter : "7h00 : Réveil, vérification immédiate des e-mails sur le téléphone (pourquoi ? anxiété de manquer quelque chose d'important)". Ce niveau de détail peut sembler excessif, mais il est crucial pour identifier les schémas et les déclencheurs de vos habitudes.

Après cette semaine d'observation, examinez votre journal pour identifier les actions que vous répétez régulièrement. Ces répétitions sont vos habitudes actuelles. Classez-les en catégories telles que habitudes matinales, habitudes de travail, habitudes alimentaires, habitudes de loisirs, et habitudes de sommeil. Cette catégorisation vous aidera à avoir une vue d'ensemble de votre comportement quotidien.

Ensuite, analysez chaque habitude identifiée selon le modèle de la boucle de l'habitude : signal, routine, récompense. Identifiez ce qui déclenche l'habitude (le signal), quelle est l'action précise que vous effectuez (la routine), et quel bénéfice vous en tirez (la récompense). Par exemple, pour l'habitude de vérifier vos e-mails dès le réveil, le signal pourrait être le son de l'alarme, la routine serait de prendre le téléphone et de parcourir les notifications, et la récompense pourrait être le sentiment d'être informé et connecté.

Pour chaque habitude, évaluez son impact sur votre vie. Posez-vous des questions telles que :

- Cette habitude me rapproche-t-elle de mes objectifs ?
- Est-elle bénéfique pour ma santé physique ou mentale ?
- Améliore-t-elle ma productivité ou mes relations ?
-

Me procure-t-elle une satisfaction à long terme ?

Ces réflexions vous aideront à identifier les habitudes à conserver, à modifier ou à éliminer.

Identifier les habitudes négatives et positives

Une fois que vous avez une vue d'ensemble de vos habitudes, il est temps de les catégoriser comme positives ou négatives. Cependant, cette catégorisation n'est pas toujours aussi simple qu'il n'y paraît.

Les habitudes positives sont celles qui vous rapprochent de vos objectifs et améliorent votre qualité de vie, comme faire de l'exercice régulièrement, méditer chaque matin, lire avant de dormir, ou préparer des repas sains. Mais attention, une habitude apparemment positive peut avoir des effets négatifs si elle est poussée à l'extrême. Par exemple, l'exercice est généralement bénéfique, mais s'entraîner de manière obsessionnelle peut nuire à votre santé et à vos relations.

Les habitudes négatives, quant à elles, sont celles qui vous éloignent de vos objectifs ou nuisent à votre bien-être, comme procrastiner sur des tâches importantes, grignoter par ennui, passer trop de temps sur les réseaux sociaux, ou remettre à plus tard le sommeil. Cependant, même les habitudes apparemment négatives peuvent parfois avoir des aspects positifs. Par exemple, passer du temps sur les réseaux sociaux peut sembler improductif, mais cela peut aussi être un moyen de rester connecté avec vos proches.

Il est crucial de comprendre que la valeur d'une habitude dépend souvent du contexte. Par exemple, vérifier fréquemment vos e-mails peut être productif pendant les heures de travail, mais nuisible à votre repos le soir. Lors de votre évaluation, considérez non seulement l'action elle-même, mais aussi quand, où et comment vous la pratiquez.

Outils et techniques pour suivre vos habitudes

Une fois que vous avez identifié vos habitudes, il est important de les suivre régulièrement. De nombreuses applications sont conçues spécifiquement pour suivre les habitudes, comme Habitica, qui transforme le suivi des habitudes en un jeu de rôle amusant, Streaks, qui permet de suivre jusqu'à 12 habitudes avec une interface simple, ou HabitBull, qui offre des graphiques détaillés de vos progrès. Ces applications peuvent vous envoyer des rappels, visualiser vos progrès et même vous récompenser virtuellement pour votre constance.

Pour ceux qui préfèrent une approche analogique, un journal ou un planificateur peut être très efficace. La méthode du "bullet journal" est particulièrement adaptée au suivi des habitudes. Vous pouvez créer un tracker d'habitudes simple dans votre journal en créant un tableau avec les jours du mois en haut et vos habitudes à suivre sur le côté gauche. Chaque jour, cochez les habitudes que vous avez accomplies. Cette méthode visuelle peut être très satisfaisante et motivante.

La technique de la chaîne de papier, popularisée par Jerry Seinfeld, est une autre méthode efficace. Elle consiste à accrocher un grand calendrier au mur, marquer d'une croix chaque jour où vous pratiquez votre habitude, et essayer de créer la plus longue chaîne possible de jours consécutifs. L'objectif est de ne pas "briser la chaîne", ce qui peut être très motivant.

Enfin, trouver un partenaire de responsabilité peut grandement augmenter votre motivation et votre constance. Trouvez quelqu'un qui partage vos objectifs et engagez-vous à vous tenir mutuellement responsables. Vous pouvez vous envoyer des messages quotidiens pour vérifier vos progrès, avoir des réunions hebdomadaires pour discuter de vos défis et succès, et célébrer ensemble vos réussites.

Comprendre le rôle des émotions dans les habitudes

Les émotions jouent un rôle crucial dans la formation et le maintien des habitudes. Nos habitudes sont souvent des mécanismes d'adaptation émotionnelle. Par exemple, nous pouvons manger des sucreries quand nous sommes stressés, faire défiler les réseaux sociaux quand nous nous ennuyons, ou faire de l'exercice pour gérer l'anxiété. Comprendre ces liens émotionnels est crucial pour changer vos habitudes.

Pour chaque habitude que vous avez identifiée, posez-vous les questions suivantes :

-

  Quel état émotionnel précède généralement cette habitude ?
-

  Comment je me sens pendant que je pratique cette habitude ?
-

  Quelle émotion ressens-je après avoir pratiqué cette habitude ?

Notez vos réponses. Vous pourriez découvrir des patterns surprenants.

Une fois que vous comprenez le rôle des émotions dans vos habitudes, vous pouvez utiliser cette connaissance pour créer des changements positifs. Identifiez les émotions qui déclenchent des habitudes négatives, trouvez des moyens alternatifs et sains de gérer ces émotions, et associez des émotions positives aux nouvelles habitudes que vous souhaitez adopter. Par exemple, si vous mangez des sucreries quand vous êtes stressé, vous pourriez essayer de remplacer cette habitude par une courte séance de méditation ou une promenade.

Adapter votre environnement pour soutenir de nouvelles habitudes

Votre environnement joue un rôle crucial dans vos habitudes. En modifiant votre environnement, vous pouvez rendre certaines habitudes plus faciles ou plus difficiles à maintenir.

Utilisez le principe de la friction à votre avantage : réduisez la friction pour les habitudes positives et augmentez-la pour les habitudes négatives. Par exemple, préparez vos vêtements de sport la veille si vous voulez faire de l'exercice le matin, ou rangez les snacks malsains dans un placard difficile d'accès.

Créez des environnements déclencheurs pour vos nouvelles habitudes. Certains environnements peuvent automatiquement déclencher certaines habitudes. Utilisez cela à votre avantage en créant un espace dédié à la méditation dans votre maison, en désignant un endroit spécifique pour le travail, distinct de votre espace de détente, ou en plaçant un livre sur votre table de chevet pour encourager la lecture avant le coucher.

Les rappels visuels peuvent être très efficaces pour maintenir vos nouvelles habitudes. Utilisez des post-it avec des messages motivants, affichez un calendrier de suivi de vos habitudes dans un endroit visible, ou placez des objets liés à vos nouvelles habitudes dans des endroits stratégiques. Par exemple, une bouteille d'eau sur votre bureau peut vous rappeler de boire régulièrement.

Conclusion : Préparer le terrain pour le changement

L'analyse de vos habitudes actuelles est une étape cruciale dans votre voyage vers une vie meilleure grâce aux micro-habitudes. En comprenant vos comportements actuels, leurs déclencheurs et leurs récompenses, vous vous donnez les meilleures chances de succès pour introduire de nouvelles habitudes positives.

Rappelez-vous que ce processus d'auto-analyse n'est pas un exercice ponctuel. À mesure que vous introduirez de nouvelles micro-habitudes et que votre vie évoluera, il sera important de réévaluer régulièrement vos habitudes.

Prenez quelques minutes pour réfléchir à ce que vous avez appris sur vos habitudes actuelles. Notez trois habitudes positives que vous souhaitez renforcer, trois habitudes négatives que vous aimeriez changer, et trois domaines de votre vie où vous pensez que de nouvelles micro-habitudes pourraient avoir un impact significatif. Engagez-vous à revisiter ces notes régulièrement au cours des prochaines semaines, à mesure que vous commencerez à mettre en pratique les principes des micro-habitudes.

Rappelez-vous, la connaissance de soi est le premier pas vers le changement. En prenant le temps d'analyser vos habitudes actuelles, vous avez déjà fait un grand pas vers une vie meilleure. Maintenant, vous êtes prêt à passer à l'action !

Chapitre 4 : Créer des Micro-Habitudes

Comment choisir les bonnes micro-habitudes

Vous avez maintenant compris le pouvoir transformateur des micro-habitudes. La prochaine étape cruciale est de choisir celles qui auront le plus d'impact sur votre vie. Ce processus de sélection n'est pas à prendre à la légère, il déterminera en grande partie votre succès et votre satisfaction dans cette démarche de changement progressif.

Comprendre vos objectifs et vos valeurs personnelles

Avant de vous lancer tête baissée dans la création de micro-habitudes, prenez le temps de faire un pas en arrière. Réfléchissez à ce qui compte vraiment pour vous. Vos objectifs et vos valeurs personnelles sont comme une boussole qui guidera vos choix.

Commencez par vous poser ces questions fondamentales :

- Où voulez-vous être dans 5 ans ? Dans 10 ans ?
- Quelles sont les valeurs qui vous tiennent le plus à cœur ?
- Si vous pouviez changer une seule chose dans votre vie, quelle serait-elle ?

Prenez le temps d'écrire vos réponses. Cette réflexion n'est pas un exercice futile, elle vous aidera à aligner vos futures micro-habitudes avec ce qui est vraiment important pour vous.

Par exemple, si l'une de vos valeurs principales est la santé, vos micro-habitudes pourraient se concentrer sur l'amélioration de votre alimentation ou l'augmentation de votre activité physique. Si c'est la créativité, vous pourriez envisager des micro-habitudes liées à l'écriture, au dessin ou à l'apprentissage d'un instrument de musique.

Identifier les domaines de votre vie nécessitant des améliorations

Une fois que vous avez une vision claire de vos objectifs et valeurs, il est temps d'examiner votre vie actuelle avec honnêteté. Où se situent les écarts entre votre situation actuelle et celle à laquelle vous aspirez ?

Une technique efficace pour cette auto-évaluation est la "roue de la vie". Voici comment l'utiliser :

1. Dessinez un grand cercle sur une feuille de papier.
2. Divisez ce cercle en 8 sections, comme une pizza. Chaque section représente un domaine important de votre vie : santé, carrière, finances, relations, loisirs, développement personnel, environnement, et spiritualité.
3. Sur chaque ligne, mettez une échelle de 0 (centre du cercle) à 10 (bord extérieur).
4. Pour chaque domaine, évaluez votre niveau de satisfaction actuel en marquant un point sur l'échelle correspondante.
5. Reliez tous les points pour former une nouvelle forme à l'intérieur du cercle.

Cette visualisation vous donnera un aperçu clair des domaines de votre vie qui nécessitent le plus d'attention. Les sections où la ligne est plus proche du centre sont celles qui bénéficieraient le plus de l'introduction de micro-habitudes. N'ayez pas peur d'être honnête avec vous-même pendant cet exercice. Rappelez-vous, il ne s'agit pas de vous juger, mais de comprendre où vous en êtes pour pouvoir progresser.

Techniques pour déterminer les micro-habitudes les plus efficaces pour vous

Maintenant que vous avez identifié les domaines à améliorer, il est temps de choisir les micro-habitudes qui auront le plus d'impact. Voici quelques techniques pour vous aider :

La méthode du plus petit pas possible : Cette technique consiste à choisir une action si petite qu'elle en devient presque ridicule. L'idée est de rendre l'habitude si facile que vous n'aurez aucune excuse pour ne pas la faire. Par exemple, si votre objectif est de faire plus d'exercice, ne commencez pas par vous fixer l'objectif de courir 5 km chaque jour. Commencez plutôt par quelque chose d'aussi simple que mettre vos chaussures de course. C'est tout. Vous n'êtes même pas obligé de sortir courir - juste mettre vos chaussures. Souvent, le plus difficile est de commencer. Une fois vos chaussures aux pieds, vous vous sentirez probablement plus enclin à sortir faire quelques pas. Et ces quelques pas pourraient se transformer en une promenade, puis en un jogging...

L'approche de l'habitude d'ancrage : Cette technique consiste à associer votre nouvelle micro-habitude à une habitude déjà bien établie dans votre routine quotidienne. L'habitude existante sert de "déclencheur" pour la nouvelle. La formule est simple : "Après [habitude existante], je vais [nouvelle micro-habitude]."

Par exemple :

- "Après avoir brossé mes dents, je ferai une minute de méditation."

- "Après avoir pris mon café du matin, je lirai une page d'un livre."

- "Après m'être assis à mon bureau, je noterai trois choses pour lesquelles je suis reconnaissant."

Cette méthode fonctionne car elle utilise la force des habitudes déjà ancrées pour en créer de nouvelles. Vous n'avez pas besoin de vous souvenir activement de faire votre nouvelle habitude - elle devient naturellement liée à quelque chose que vous faites déjà automatiquement.

La technique de l'élimination des obstacles : Parfois, ce qui nous empêche d'adopter une nouvelle habitude, ce ne sont pas tant nos intentions que les obstacles pratiques sur notre chemin. Cette technique consiste à identifier ces obstacles et à créer des micro-habitudes pour les surmonter.

Par exemple, si vous voulez manger plus sainement mais que vous n'avez jamais le temps de préparer vos repas, une micro-habitude pourrait être de couper des légumes pendant 5 minutes chaque soir. Ou si vous voulez lire davantage mais que vous êtes toujours trop fatigué le soir, une micro-habitude pourrait être de placer un livre sur votre oreiller chaque matin, vous rappelant ainsi de lire avant de dormir.

L'idée est de rendre l'habitude souhaitée aussi facile que possible en éliminant les frictions qui pourraient vous empêcher de la réaliser.

L'expérimentation : N'ayez pas peur d'essayer différentes micro-habitudes. Ce qui fonctionne pour quelqu'un d'autre peut ne pas être la meilleure option pour vous. Donnez-vous une semaine pour tester une nouvelle habitude. Si elle ne fonctionne pas pour vous, essayez-en une autre.

Tenez un journal de vos expériences. Notez comment vous vous sentez avant, pendant et après avoir pratiqué votre micro-habitude. Ces observations vous aideront à affiner votre approche et à trouver les habitudes qui vous conviennent le mieux.

Rappelez-vous que le choix de vos micro-habitudes doit être personnel et adapté à votre situation unique. Il n'y a pas de solution universelle. L'essentiel est de choisir des habitudes qui vous rapprochent de vos objectifs tout en étant suffisamment simples pour être maintenues sur le long terme.

L'histoire de Marie

Pour illustrer ce processus, prenons l'exemple de Marie, une jeune professionnelle qui souhaite améliorer sa santé et sa productivité.

Comprendre ses objectifs et ses valeurs : Marie a réalisé que la santé et l'équilibre travail-vie personnelle étaient ses principales valeurs. Son objectif à long terme est de se sentir énergique et épanouie, tant dans sa carrière que dans sa vie personnelle.

Identifier les domaines nécessitant des améliorations : En utilisant la roue de la vie, Marie a constaté que ses scores étaient particulièrement bas dans les domaines de la santé (elle ne dort pas assez et mange mal) et du développement personnel (elle n'a plus le temps de lire ou d'apprendre de nouvelles choses).

Après réflexion, Marie a décidé de se concentrer sur trois micro-habitudes :

- Pour améliorer son sommeil : Éteindre tous les écrans 5 minutes plus tôt chaque soir.

- Pour une meilleure alimentation : Préparer une portion de légumes chaque soir pour le déjeuner du lendemain.

- Pour son développement personnel : Lire une page d'un livre chaque matin pendant qu'elle prend son café.

Marie a choisi ces habitudes car elles sont suffisamment petites pour être réalisables, même les jours chargés, mais elles l'aideront à progresser vers ses objectifs à long terme.

En conclusion, choisir les bonnes micro-habitudes est un processus personnel qui demande réflexion et expérimentation. En prenant le temps de comprendre vos objectifs, d'évaluer votre situation actuelle et d'expérimenter différentes approches, vous pouvez identifier les micro-habitudes qui auront le plus grand impact positif sur votre vie. N'oubliez pas, il s'agit d'un voyage, pas d'une destination. Soyez patient avec vous-même et célébrez chaque petit progrès sur le chemin.

Techniques pour intégrer des micro-habitudes dans votre routine quotidienne

Maintenant que vous avez choisi vos micro-habitudes, il est crucial de les intégrer efficacement dans votre vie quotidienne. Cette section explore des techniques avancées pour ancrer solidement vos nouvelles habitudes.

La technique du "si-alors"

Cette méthode puissante consiste à créer un plan d'action spécifique pour vos micro-habitudes. Au lieu de simplement dire "Je vais méditer chaque jour", formulez votre intention ainsi : "Si je me réveille le matin, alors je méditerai pendant une minute avant de me lever du lit."

Cette approche est efficace car elle crée un lien mental clair entre une situation spécifique (le signal) et l'action souhaitée (la routine). Des études ont montré que les personnes utilisant la formulation "si-alors" ont jusqu'à trois fois plus de chances de réussir à adopter une nouvelle habitude.

L'empilage d'habitudes

L'empilage d'habitudes va au-delà de la simple association d'une nouvelle habitude à une ancienne. Il s'agit de créer une chaîne de micro-habitudes, chacune servant de déclencheur pour la suivante. Par exemple :

- Après avoir éteint mon réveil, je ferai une minute de méditation.

- Après avoir médité, je boirai un grand verre d'eau.

- Après avoir bu de l'eau, je ferai 5 minutes d'étirements.

Cette technique permet de créer une routine matinale complète à partir de plusieurs micro-habitudes, renforçant ainsi leur ancrage dans votre journée.

La méthode des deux minutes

Développée par James Clear, cette technique stipule que toute nouvelle habitude devrait prendre moins de deux minutes à réaliser, du moins au début. L'idée est de rendre le démarrage si facile qu'il devient presque impossible de ne pas le faire. Par exemple, si votre objectif est de lire plus, votre habitude de deux minutes pourrait être "Ouvrir un livre et lire une page". Une fois que vous avez commencé, il est plus facile de continuer.

La visualisation mentale

Avant de vous coucher, prenez quelques minutes pour visualiser mentalement vous-même en train de réaliser vos micro-habitudes le lendemain. Imaginez chaque étape en détail, en incluant les sensations et les émotions positives associées. Cette technique de répétition mentale prépare votre cerveau à l'action, rendant plus probable l'exécution réelle de l'habitude.

L'approche minimaliste

Simplifiez au maximum l'environnement autour de votre micro-habitude. Si votre objectif est de faire du yoga chaque matin, gardez votre tapis de yoga déroulé à côté de votre lit. Moins il y a d'étapes entre vous et votre habitude, plus il sera facile de la réaliser.

La technique de l'engagement public

Partagez vos intentions de micro-habitudes avec votre entourage ou sur les réseaux sociaux. L'engagement public crée une forme de responsabilité externe qui peut vous motiver à rester fidèle à vos habitudes.

L'utilisation stratégique des rappels

Plutôt que de vous fier uniquement à des rappels numériques, créez des déclencheurs environnementaux. Par exemple, si vous voulez prendre vos vitamines chaque jour, placez-les à côté de votre brosse à dents. Le simple fait de voir les vitamines servira de rappel naturel.

La méthode des micro-récompenses

Associez chaque micro-habitude à une petite récompense immédiate. Cela peut être aussi simple que de cocher une case dans un journal de bord ou de vous accorder un moment de fierté. Ces micro-récompenses renforcent le circuit de dopamine associé à l'habitude.

L'approche de l'identité

Au lieu de vous concentrer uniquement sur l'action, pensez à l'identité que vous souhaitez incarner. Par exemple, au lieu de "Je vais écrire tous les jours", pensez "Je suis un écrivain". Cette approche basée sur l'identité peut rendre vos micro-habitudes plus naturelles et durables.

La technique de la progression graduelle

Commencez avec une version ultra-simplifiée de votre habitude, puis augmentez progressivement. Par exemple, si votre objectif est de courir 30 minutes par jour, commencez par mettre vos chaussures de course chaque matin. La semaine suivante, ajoutez une minute de course, et ainsi de suite.

En appliquant ces techniques avancées, vous créez un environnement mental et physique propice à l'adoption et au maintien de vos micro-habitudes.

Micro-habitudes pour différents domaines de la vie

Maintenant que nous avons exploré comment choisir et intégrer des micro-habitudes dans votre routine quotidienne, examinons comment ces petites actions peuvent transformer divers aspects de votre vie. Que ce soit pour améliorer votre santé, booster votre productivité ou enrichir vos relations, les micro-habitudes offrent une approche puissante et flexible.

Micro-habitudes pour la santé physique

La santé est souvent le premier domaine auquel on pense lorsqu'il s'agit d'améliorer sa vie. Voici quelques micro-habitudes efficaces pour prendre soin de votre corps :

-

Hydratation : Buvez un verre d'eau dès le réveil. Cette simple action peut stimuler votre métabolisme et vous aider à rester hydraté tout au long de la journée.

-

Nutrition : Ajoutez une portion de légumes à un de vos repas quotidiens. Progressivement, vous pourrez augmenter cette habitude pour inclure des légumes à chaque repas.

-

Activité physique : Faites 5 minutes d'étirements chaque matin. Cette micro-habitude peut évoluer vers une routine d'exercice plus complète au fil du temps.

Micro-habitudes pour la productivité au travail

Améliorer votre efficacité professionnelle ne nécessite pas forcément de grands changements. Voici quelques micro-habitudes qui peuvent faire une différence significative :

-

Planification : Notez vos trois tâches prioritaires chaque matin. Cette habitude vous aide à rester concentré sur l'essentiel.

-

Gestion du temps : Utilisez la technique Pomodoro en travaillant de manière concentrée pendant 25 minutes, suivies de 5 minutes de pause.

-

Organisation : Passez 2 minutes à ranger votre espace de travail à la fin de chaque journée. Un environnement ordonné favorise la productivité.

Micro-habitudes pour améliorer les relations et la communication

Nos relations jouent un rôle crucial dans notre bien-être général. Voici quelques micro-habitudes pour les enrichir :

-

Gratitude : Envoyez un message de remerciement à quelqu'un chaque jour. Cette habitude renforce les liens et cultive une attitude positive.

•

Écoute active : Pratiquez 5 minutes d'écoute sans interruption avec un proche quotidiennement. Cela améliore la qualité de vos interactions.

•

Empathie : Posez-vous la question "Comment se sent l'autre personne ?" avant chaque conversation importante. Cette réflexion rapide peut grandement améliorer votre communication.

Micro-habitudes pour le développement personnel

Le développement personnel est un voyage continu. Ces micro-habitudes peuvent vous aider à progresser constamment :

•

Apprentissage : Lisez une page d'un livre enrichissant chaque jour. Cette habitude peut évoluer vers une routine de lecture plus substantielle.

•

Réflexion : Notez une chose que vous avez apprise dans la journée avant de vous coucher. Cela favorise une mentalité de croissance.

•

Méditation : Pratiquez une minute de respiration consciente chaque matin. Cette micro-habitude peut être le début d'une pratique méditative plus approfondie.

Micro-habitudes pour la gestion du stress et le bien-être émotionnel

Le stress fait partie intégrante de la vie moderne, mais nous pouvons apprendre à mieux le gérer. Voici quelques micro-habitudes utiles :

•

Pleine conscience : Prenez trois respirations profondes avant chaque repas. Cette pause peut vous aider à rester ancré dans le présent.

-

Relaxation : Faites une minute d'étirements toutes les heures de travail. Cela réduit la tension physique et mentale.

-

Expression émotionnelle : Notez une émotion que vous avez ressentie dans la journée. Cette habitude améliore votre intelligence émotionnelle.

En intégrant ces micro-habitudes dans votre vie quotidienne, vous créez un effet cumulatif qui peut mener à des transformations significatives dans tous les domaines de votre vie. Rappelez-vous que la clé est la constance et la patience. Commencez petit, restez cohérent, et laissez ces petites actions s'accumuler pour créer le changement que vous désirez.

N'oubliez pas que chaque personne est unique. Expérimentez avec différentes micro-habitudes et adaptez-les à votre style de vie et à vos objectifs personnels. L'important est de trouver celles qui résonnent avec vous et que vous pouvez maintenir sur le long terme.

Dans le prochain chapitre, nous explorerons comment surmonter les obstacles courants dans la formation de nouvelles habitudes et comment rester motivé dans votre parcours de transformation personnelle.

Chapitre 5 : Surmonter les Obstacles

Identifier les obstacles courants à la formation d'habitudes

Le chemin vers le changement est rarement linéaire. Même avec les meilleures intentions et une compréhension approfondie des micro-habitudes, vous rencontrerez inévitablement des obstacles sur votre parcours. Dans cette première partie, nous explorerons les défis les plus courants auxquels vous pourriez être confronté lors de la formation de nouvelles habitudes. En identifiant ces obstacles, vous serez mieux équipé pour les surmonter.

Les obstacles psychologiques et émotionnels

L'un des premiers et des plus importants obstacles à la formation d'habitudes se trouve dans notre propre esprit. Nos pensées, nos croyances et nos émotions peuvent soit nous propulser vers le succès, soit nous maintenir fermement ancrés dans nos anciennes habitudes.

- **La peur de l'échec** : Cette crainte peut être si paralysante qu'elle nous empêche même d'essayer. Elle se manifeste souvent sous forme de pensées telles que "Et si je n'y arrive pas ?" ou "Je vais probablement échouer comme la dernière fois". Cette peur peut être particulièrement intense lorsque nous avons déjà vécu des échecs en essayant de changer nos habitudes.

- **Le perfectionnisme** : Bien qu'il puisse sembler être une qualité positive, le perfectionnisme peut sérieusement entraver nos efforts. Les perfectionnistes ont tendance à fixer des standards irréalistes, ce qui les conduit souvent à abandonner à la première difficulté rencontrée. Ils peuvent penser : "Si je ne peux pas le faire parfaitement, cela ne vaut pas la peine d'essayer".

•

Le manque de confiance en soi : Une faible auto-efficacité peut également être un obstacle majeur. Si nous ne croyons pas en notre capacité à changer, nous sommes moins susceptibles de persévérer face aux défis. Cette croyance limitante peut se manifester par des pensées telles que "Je n'ai pas assez de volonté pour y arriver" ou "Je ne suis pas le genre de personne qui peut changer".

Les obstacles environnementaux et sociaux

Notre environnement joue un rôle crucial dans la formation et le maintien de nos habitudes. Malheureusement, il peut aussi être une source importante d'obstacles.

•

Le manque de soutien social : Lorsque notre entourage ne comprend pas ou ne soutient pas nos efforts pour changer, cela peut grandement diminuer notre motivation. Dans certains cas, nos proches peuvent même, consciemment ou non, saboter nos efforts. Par exemple, un ami qui insiste pour que nous mangions un dessert alors que nous essayons de réduire notre consommation de sucre.

•

Les contraintes de temps et d'énergie : Dans notre société moderne où tout va vite, il peut sembler impossible de trouver le temps ou l'énergie nécessaire pour intégrer de nouvelles habitudes dans notre routine déjà chargée. Nous nous retrouvons souvent à dire "Je suis trop occupé" ou "Je suis trop fatigué" pour justifier notre incapacité à maintenir une nouvelle habitude.

•

L'accès limité aux ressources : Selon l'habitude que nous essayons de former, nous pouvons être limités par un manque d'accès à l'équipement nécessaire, à l'information ou à un environnement propice. Par exemple, quelqu'un vivant dans une petite ville pourrait avoir du mal à trouver un studio de yoga pour pratiquer régulièrement.

Les mythes et croyances limitantes sur la formation des habitudes

Il existe de nombreux mythes et idées fausses sur la formation des habitudes qui peuvent inconsciemment saboter nos efforts. Ces croyances erronées peuvent nous conduire à adopter des stratégies inefficaces ou à abandonner prématurément.

-

    Le mythe des 21 jours : Vous avez peut-être entendu dire qu'il faut 21 jours, ou plus récemment, 66 jours pour qu'une habitude devienne automatique. En réalité, la recherche montre que le temps nécessaire pour former une habitude varie considérablement d'une personne à l'autre et d'une habitude à l'autre. Certaines habitudes peuvent se former en quelques jours, tandis que d'autres peuvent prendre des mois. Cette croyance en un délai fixe peut conduire à la frustration et à l'abandon si nous ne voyons pas de résultats dans le temps "prévu".

-

    La croyance du "tout ou rien" : L'idée que manquer un jour ruine tout le processus de formation d'habitudes peut être particulièrement dommageable. Elle peut nous amener à abandonner complètement après un seul faux pas, plutôt que de voir cela comme un simple obstacle temporaire sur notre chemin.

-

    La force de volonté : La croyance erronée que la formation d'habitudes repose uniquement sur la force de volonté ignore le rôle crucial que jouent notre environnement, nos émotions et nos systèmes de récompense dans la formation des habitudes. Elle peut nous conduire à nous blâmer excessivement lorsque nous luttons pour maintenir une nouvelle habitude, plutôt que de chercher des moyens de modifier notre environnement ou notre approche pour faciliter le changement.

Comprendre ces obstacles est la première étape pour les surmonter. Rappelez-vous, rencontrer des obstacles est une partie normale et attendue du processus de changement. Ce n'est pas un signe d'échec, mais une opportunité d'apprendre et de grandir.

Techniques pour surmonter les résistances et rester motivé

Maintenant que nous avons identifié les obstacles courants à la formation d'habitudes, concentrons-nous sur les stratégies et techniques efficaces pour les surmonter et maintenir notre motivation tout au long du processus. Ces techniques, basées sur des recherches en psychologie comportementale et en neurosciences, ont été éprouvées dans de nombreux contextes.

Définir des objectifs clairs et spécifiques

Commencez par définir des objectifs précis et mesurables, plutôt que de vagues aspirations. Par exemple, au lieu de dire "Je veux être en meilleure santé", fixez-vous des objectifs comme "faire 10 minutes de méditation chaque matin" ou "manger une portion de légumes à chaque repas". Des objectifs clairs vous donnent une direction précise et vous permettent de mesurer vos progrès.

La visualisation

Prenez le temps de visualiser régulièrement les bénéfices à long terme de votre nouvelle habitude. Imaginez-vous dans six mois ou un an, ayant intégré avec succès cette habitude dans votre vie. Visualisez comment vous vous sentez et les changements positifs dans votre vie. Cette technique renforce votre motivation en rendant les avantages plus tangibles.

La technique du "ne brisez pas la chaîne"

Créez un calendrier visuel où vous marquez chaque jour où vous avez réussi à pratiquer votre nouvelle habitude. Votre objectif est de créer la plus longue chaîne possible de jours consécutifs. Voir la chaîne s'allonger jour après jour peut être extrêmement motivant et vous encourager à continuer.

Mettre en place des récompenses progressives

Commencez par de petites récompenses pour des succès à court terme, puis augmentez progressivement l'importance des récompenses pour des jalons plus significatifs. Assurez-vous que les récompenses sont alignées avec vos objectifs globaux. Par exemple, une récompense pour manger plus sainement pourrait être un nouveau livre de recettes saines.

Trouver un partenaire de responsabilité

Partagez vos objectifs avec un ami, un membre de la famille ou un coach. Organisez des check-ins réguliers pour discuter de vos progrès et de vos défis. Le soutien social et la responsabilité externe peuvent considérablement augmenter votre motivation et votre engagement.

La pratique de la pleine conscience

Intégrez des moments de pleine conscience dans votre journée pour rester connecté à vos objectifs et vos motivations. Cela peut vous aider à rester centré et à faire des choix plus conscients alignés avec vos intentions. Par exemple, prenez quelques minutes chaque matin pour méditer et vous rappeler pourquoi vous avez choisi de former cette nouvelle habitude.

Tenir un journal de gratitude

Notez régulièrement les aspects positifs de votre nouvelle habitude et les progrès que vous avez réalisés, même minimes. Cette pratique peut renforcer votre motivation en vous rappelant pourquoi vous avez commencé ce parcours et en vous aidant à voir les bénéfices accumulés au fil du temps.

Techniques pour surmonter la procrastination et la résistance au changement

La technique des 5 secondes

Développée par Mel Robbins, cette méthode consiste à agir dans les 5 secondes qui suivent une impulsion positive. Dès que vous pensez à votre nouvelle habitude, comptez à rebours de 5 à 1, puis passez immédiatement à l'action. Cela court-circuite la tendance du cerveau à trouver des excuses et vous pousse à agir avant que la procrastination ne s'installe.

Décomposer une habitude intimidante en micro-tâches

Si une habitude semble trop intimidante, divisez-la en étapes encore plus petites. Par exemple, si votre objectif est de lire 10 pages par jour, commencez par lire un paragraphe. L'important est de créer un élan positif. Une fois que vous avez commencé, il est souvent plus facile de continuer.

La technique du "juste 5 minutes"

Engagez-vous à pratiquer votre nouvelle habitude pendant seulement 5 minutes. Souvent, une fois que vous avez commencé, vous constaterez qu'il est plus facile de continuer. Cette technique réduit la barrière initiale à l'action et vous aide à créer un élan.

La restructuration cognitive

Cette technique consiste à identifier et remettre en question les pensées négatives qui alimentent votre résistance. Par exemple, transformez "Je n'ai pas le temps" en "Comment puis-je trouver 5 minutes dans ma journée pour cette habitude importante ?". Cette technique vous aide à adopter une perspective plus positive et proactive.

La visualisation des obstacles

Imaginez à l'avance les obstacles que vous pourriez rencontrer et planifiez comment vous allez les surmonter. Cette technique, appelée "contraste mental", peut augmenter votre résilience face aux défis. En anticipant les obstacles, vous êtes mieux préparé à les affronter lorsqu'ils se présentent.

Utilisation de récompenses et de renforcements positifs

Créer un système de points

Gagnez des points chaque fois que vous pratiquez votre nouvelle habitude. Ces points peuvent être échangés contre des récompenses que vous avez définies à l'avance. Par exemple, après avoir accumulé un certain nombre de points, vous pourriez vous offrir une sortie spéciale ou un petit cadeau.

La célébration immédiate

Après chaque pratique de votre nouvelle habitude, prenez un moment pour célébrer, même de manière simple, comme un geste de victoire ou une affirmation positive. Cela renforce le circuit de récompense dans votre cerveau et associe la nouvelle habitude à une expérience positive.

Choisir des récompenses alignées avec vos objectifs globaux

Assurez-vous que les récompenses soutiennent et renforcent vos objectifs à long terme. Par exemple, si votre habitude est liée à la santé, une récompense pourrait être un nouveau équipement de sport ou un massage.

La gamification

Transformez le processus de formation d'habitudes en un jeu en utilisant des applications qui vous permettent de gagner des badges, de monter de niveau ou de rivaliser amicalement avec d'autres. La gamification rend le processus plus engageant et peut augmenter votre motivation à maintenir vos nouvelles habitudes.

Les récompenses sociales

Utilisez des récompenses sociales comme partager vos succès avec des amis, rejoindre un groupe de soutien, ou obtenir des encouragements de vos proches. Le soutien social renforce votre engagement et vous donne un sentiment d'accomplissement partagé.

La technique du contraste

Avant de pratiquer votre habitude, prenez un moment pour vous rappeler comment vous vous sentiez avant de commencer ce parcours. Puis, après la pratique, notez comment vous vous sentez. Ce contraste peut renforcer votre motivation en vous rappelant les bénéfices immédiats et à long terme de votre nouvelle habitude.

Récompenses progressives

Commencez par des récompenses fréquentes pour les petits succès, puis espacez-les progressivement à mesure que l'habitude s'ancre. Cela imite le processus naturel de formation des habitudes et vous aide à rester engagé.

En conclusion, surmonter les résistances et maintenir la motivation est un processus continu qui nécessite de la patience et de la persévérance. N'hésitez pas à expérimenter différentes techniques pour trouver celles qui fonctionnent le mieux pour vous. Rappelez-vous que les revers font partie du processus - l'important est de continuer à avancer, un petit pas à la fois.

Le rôle de la volonté et de l'environnement dans le maintien des habitudes

Importance de l'environnement pour le maintien des habitudes

L'environnement joue un rôle crucial dans la formation et le maintien des habitudes. Nos actions sont souvent déclenchées par des signaux de notre environnement, et ces signaux peuvent soit faciliter, soit entraver nos efforts pour adopter de nouvelles habitudes. Comprendre l'importance de l'environnement et savoir comment le modifier pour qu'il soutienne nos objectifs peut faire toute la différence.

Les déclencheurs environnementaux

Nos actions sont souvent déclenchées par des signaux de notre environnement. Par exemple, voir une bouteille d'eau sur votre bureau peut vous rappeler de boire régulièrement. De même, un espace de travail bien organisé peut vous inciter à être plus productif. En modifiant votre environnement pour inclure des déclencheurs positifs, vous pouvez faciliter l'adoption et le maintien de nouvelles habitudes.

Les déclencheurs environnementaux sont des éléments de notre environnement qui nous rappellent de réaliser une certaine action.

La friction environnementale

La friction est le niveau d'effort nécessaire pour effectuer une action. Pour les habitudes positives, il est essentiel de réduire la friction. Par exemple, si vous voulez faire de l'exercice le matin, préparez vos vêtements de sport la veille et placez-les bien en vue. À l'inverse, pour les habitudes négatives, augmentez la friction. Si vous voulez réduire le temps passé sur les réseaux sociaux, désinstallez les applications de votre téléphone ou placez votre téléphone hors de portée pendant les heures de travail.

La friction environnementale peut être utilisée à votre avantage pour rendre les bonnes habitudes plus faciles et les mauvaises habitudes plus difficiles.

L'influence sociale

Notre environnement social joue également un rôle crucial. Entourez-vous de personnes qui partagent vos objectifs ou qui vous soutiennent dans votre démarche. Les groupes de soutien, les amis, et même les collègues peuvent avoir un impact significatif sur votre capacité à maintenir de nouvelles habitudes.

La pression sociale et le désir de se conformer aux attentes de notre groupe peuvent être de puissants moteurs de changement. Par exemple, rejoindre un groupe de course à pied peut vous motiver à courir régulièrement, ou travailler dans un environnement où tout le monde est concentré et productif peut vous inciter à l'être également.

La conception de l'espace physique

Aménagez votre espace de manière à soutenir vos nouvelles habitudes. Par exemple, créez un coin lecture confortable si vous souhaitez lire plus souvent, ou un espace dédié à la méditation si vous voulez intégrer cette pratique dans votre routine quotidienne.

Un environnement bien conçu peut réduire les distractions et augmenter votre engagement envers vos nouvelles habitudes. La conception de l'espace physique peut avoir un impact significatif sur votre comportement. Un bureau bien organisé peut améliorer votre productivité, tandis qu'un espace de vie encombré peut augmenter le stress et rendre plus difficile la concentration sur les tâches importantes.

Comment renforcer sa volonté et développer la discipline

La volonté est souvent perçue comme une ressource limitée, mais elle peut être renforcée et développée avec le temps. Voici quelques stratégies pour améliorer votre volonté et votre autodiscipline :

Fixer des objectifs clairs et réalistes

Définir des objectifs clairs et atteignables est essentiel pour renforcer votre volonté. Des objectifs trop ambitieux peuvent rapidement mener à la frustration et à l'épuisement. Commencez par des objectifs modestes et augmentez progressivement leur complexité à mesure que vous gagnez en confiance et en discipline. Par exemple, si votre objectif est de courir un marathon, commencez par courir quelques minutes chaque jour et augmentez progressivement la distance.

Pratiquer la pleine conscience

La pleine conscience peut aider à renforcer la volonté en augmentant votre conscience de vous-même et de vos actions. Prenez quelques minutes chaque jour pour méditer ou pratiquer des exercices de respiration consciente. Ces pratiques peuvent réduire le stress et améliorer votre capacité à résister aux tentations. La pleine conscience vous aide à rester présent et à prendre des décisions plus conscientes, plutôt que de réagir automatiquement à des impulsions.

Utiliser des techniques de gestion du temps

La gestion efficace du temps peut réduire le stress et augmenter votre capacité à rester concentré sur vos objectifs. Utilisez des techniques comme la méthode Pomodoro. Cette approche peut améliorer votre productivité et renforcer votre volonté en vous permettant de voir des progrès tangibles. La gestion du temps vous aide à structurer votre journée de manière à maximiser votre efficacité et à minimiser les distractions.

Éviter les décisions inutiles

La fatigue décisionnelle peut épuiser votre volonté. Réduisez le nombre de décisions que vous devez prendre chaque jour en automatisant certaines tâches ou en créant des routines. Par exemple, planifiez vos repas à l'avance ou choisissez vos vêtements la veille. Moins vous avez de décisions à prendre, plus vous pouvez concentrer votre volonté sur des actions importantes. La simplification de votre routine quotidienne peut libérer de l'énergie mentale pour des tâches plus complexes et importantes.

Prendre soin de soi

Une bonne hygiène de vie est essentielle pour renforcer la volonté. Assurez-vous de dormir suffisamment, de manger équilibré et de faire de l'exercice régulièrement. Ces pratiques améliorent votre santé physique et mentale, augmentant ainsi votre capacité à maintenir de nouvelles habitudes. Prendre soin de soi inclut également la gestion du stress et la recherche d'un équilibre entre le travail et la vie personnelle. Un corps et un esprit sains sont des fondations solides pour la discipline et la volonté.

En conclusion, votre environnement et votre volonté sont des éléments clés dans le maintien des nouvelles habitudes. En modifiant stratégiquement votre environnement pour qu'il soutienne vos objectifs et en développant votre volonté à travers des pratiques conscientes et disciplinées, vous pouvez surmonter les obstacles et assurer le succès de vos nouvelles habitudes.

Techniques de gestion du temps basées sur les micro-habitudes

Dans notre quête de productivité, nous oublions souvent que la clé n'est pas de travailler plus, mais de travailler mieux. Les micro-habitudes, ces petites actions répétées quotidiennement, peuvent transformer notre gestion du temps. Voyons comment de petits changements peuvent avoir de grands effets.

L'art des pauses stratégiques

Imaginez votre cerveau comme un muscle. Comme tout muscle, il a besoin de périodes de travail et de repos pour fonctionner au mieux. C'est là qu'interviennent les pauses régulières.

La règle des 90/10 : Travaillez par blocs de 90 minutes, suivis de 10 minutes de pause. Cette micro-habitude, inspirée des cycles de sommeil, synchronise votre productivité avec vos rythmes naturels. Pendant vos 90 minutes de travail intense, concentrez-vous pleinement sur votre tâche. Puis, quand vient l'heure de la pause, éloignez-vous de votre travail. Levez-vous, étirez-vous, buvez de l'eau. Ces 10 minutes ne sont pas du temps perdu, mais un investissement dans votre productivité future.

Les micro-pauses : Entre vos blocs de 90 minutes, prenez des micro-pauses de 2 minutes toutes les 30 minutes. Fermez les yeux, respirez profondément, ou faites quelques étirements simples. Ces brèves interruptions sont comme des gouttes d'huile dans les rouages de votre concentration, prévenant la fatigue mentale et maintenant votre esprit vif et alerte.

La pause déjeuner consciente : Transformez votre pause déjeuner en un véritable moment de ressourcement. Éloignez-vous de votre espace de travail, savourez chaque bouchée de votre repas, et prenez un moment de détente totale. Cette micro-habitude n'est pas un luxe, mais une nécessité pour recharger vos batteries et aborder l'après-midi avec une énergie renouvelée.

La matrice d'Eisenhower : Votre boussole dans l'océan des tâches

Dans nos journées chargées, il est facile de confondre l'urgent et l'important. La matrice d'Eisenhower est un outil simple mais puissant pour vous aider à prioriser vos tâches.

Quadrant 1 : Important et urgent Ces tâches nécessitent une attention immédiate. Elles incluent les crises, les projets à échéance imminente, et les problèmes pressants. Ces tâches doivent être traitées en premier.

Quadrant 2 : Important mais non urgent Ces tâches sont cruciales pour atteindre vos objectifs à long terme, mais elles n'ont pas de date limite immédiate. Elles incluent la planification, l'apprentissage, et le développement personnel. Planifiez du temps pour ces tâches dans votre calendrier, car elles sont essentielles pour votre croissance et votre succès à long terme.

Quadrant 3 : Urgent mais non important Ces tâches nécessitent une attention immédiate mais n'ont pas de grande importance à long terme. Elles incluent les interruptions, les réunions sans importance, et certaines communications. Si possible, déléguez ces tâches à quelqu'un d'autre ou essayez de les minimiser.

Quadrant 4 : Non urgent et non important Ces tâches sont des distractions qui n'apportent aucune valeur réelle. Elles incluent les activités de procrastination comme vérifier constamment les réseaux sociaux ou regarder des vidéos sans but. Éliminez ou limitez ces tâches autant que possible pour libérer du temps pour des activités plus productives.

Comment utiliser la matrice d'Eisenhower :

-

  Créer une liste de tâches : Commencez chaque journée en listant toutes les tâches que vous devez accomplir. Ne vous censurez pas, notez tout ce qui vous vient à l'esprit.
-

Classer les tâches : Utilisez la matrice d'Eisenhower pour classer chaque tâche dans l'un des quatre quadrants. Soyez honnête avec vous-même sur l'importance et l'urgence de chaque tâche.

-

Planifier et exécuter : Priorisez les tâches du premier quadrant (important et urgent) et planifiez du temps pour celles du deuxième quadrant (important mais non urgent). Déléguez les tâches du troisième quadrant (urgent mais non important) et éliminez celles du quatrième quadrant (non urgent et non important).

En intégrant ces techniques de gestion du temps basées sur les micro-habitudes, vous pouvez améliorer votre productivité de manière significative. Les pauses régulières permettent de maintenir un niveau d'énergie élevé tout au long de la journée, tandis que la méthode Eisenhower vous aide à vous concentrer sur les tâches qui comptent vraiment.

Ces petites actions, répétées quotidiennement, peuvent transformer votre façon de travailler et vous rapprocher de vos objectifs avec efficacité et sérénité.

Rappelez-vous, la véritable productivité n'est pas une course effrénée, mais une danse harmonieuse avec le temps. Grâce à ces micro-habitudes, vous apprendrez à mener cette danse avec élégance et efficacité, transformant chaque journée en une symphonie d'accomplissements et de croissance personnelle.

Outils pour suivre et évaluer votre productivité

Nous allons explorer les outils et méthodes essentiels pour suivre, évaluer et optimiser vos micro-habitudes de productivité. Le suivi et l'évaluation réguliers sont cruciaux pour maintenir vos habitudes sur le long terme et maximiser leur impact sur votre productivité.

Applications et outils de suivi des habitudes

De nombreuses applications mobiles et outils numériques peuvent vous aider à suivre vos micro-habitudes de productivité :

- **Habitica** : Cette application transforme le suivi des habitudes en un jeu de rôle amusant. Elle vous permet de créer des avatars, de gagner des récompenses et de participer à des quêtes avec d'autres utilisateurs, rendant le processus de formation d'habitudes plus engageant.

- **Streaks** : Simple et efficace, Streaks vous permet de suivre jusqu'à 12 habitudes simultanément. Son interface épurée et ses rappels personnalisables en font un choix populaire pour ceux qui préfèrent une approche minimaliste.

- **Todoist** : Bien que principalement conçu comme un gestionnaire de tâches, Todoist offre également des fonctionnalités de suivi d'habitudes. Son système de karma récompense la cohérence et la productivité, ce qui peut être très motivant.

- **RescueTime** : Cet outil suit automatiquement le temps que vous passez sur différentes applications et sites web. Il est particulièrement utile pour identifier les sources de distraction et améliorer votre gestion du temps.

- **Forest** : Cette application unique vous encourage à rester concentré en vous faisant planter un arbre virtuel qui grandit tant que vous n'utilisez pas votre téléphone. C'est un excellent outil pour combattre la procrastination et améliorer votre concentration.

Méthodes pour évaluer l'efficacité de vos micro-habitudes

Pour déterminer si vos micro-habitudes améliorent réellement votre productivité, considérez ces méthodes d'évaluation :

- **Journal de productivité** : Tenez un journal quotidien où vous notez vos tâches accomplies, votre niveau d'énergie et votre satisfaction générale. Cela vous aidera à identifier les tendances et à voir comment vos micro-habitudes influencent votre productivité globale.

- **Technique de la grille d'Eisenhower** : Utilisez cette méthode pour catégoriser vos tâches en fonction de leur importance et de leur urgence. Évaluez régulièrement comment vos micro-habitudes vous aident à vous concentrer sur les tâches importantes mais non urgentes, qui sont souvent négligées.

- **Analyse des données quantitatives** : Si possible, mesurez des indicateurs concrets liés à votre productivité, comme le nombre de tâches accomplies, le temps passé sur des projets importants, ou la réduction du temps perdu. Comparez ces données avant et après l'adoption de vos micro-habitudes.

- **Évaluations hebdomadaires et mensuelles** : Prenez le temps chaque semaine et chaque mois de réfléchir à vos progrès. Posez-vous des questions comme : "Mes micro-habitudes m'ont-elles aidé à atteindre mes objectifs cette semaine/ce mois ?" ou "Ai-je remarqué une amélioration dans ma productivité ou mon bien-être général ?"

Ajustements et améliorations basés sur les données collectées

Une fois que vous avez recueilli des données sur l'efficacité de vos micro-habitudes, il est crucial d'utiliser ces informations pour faire des ajustements :

- **Itération continue** : N'ayez pas peur de modifier ou d'abandonner les micro-habitudes qui ne fonctionnent pas pour vous. L'objectif est de trouver ce qui fonctionne le mieux dans votre situation unique.

- **Augmentation progressive** : Si une micro-habitude s'avère efficace, envisagez de l'augmenter progressivement. Par exemple, si lire une page par jour a été bénéfique, essayez de passer à deux pages.

- **Combinaison d'habitudes** : Cherchez des moyens de combiner des micro-habitudes complémentaires. Par exemple, si la méditation et la planification de la journée sont toutes deux efficaces, essayez de les combiner en une seule routine matinale.

- **Adaptation à votre rythme circadien** : Utilisez les données collectées pour identifier vos périodes de productivité maximale. Ajustez vos micro-habitudes pour tirer parti de ces moments de pic d'énergie et de concentration.

- **Feedback de l'entourage** : N'hésitez pas à demander des retours à vos collègues, amis ou famille. Ils peuvent parfois remarquer des changements dans votre productivité ou votre comportement que vous n'avez pas remarqués vous-même.

En conclusion, le suivi et l'évaluation de vos micro-habitudes de productivité sont essentiels pour garantir leur efficacité à long terme. En utilisant une combinaison d'outils numériques et de méthodes d'auto-évaluation, vous pouvez continuellement affiner et améliorer vos habitudes. Rappelez-vous que le processus d'amélioration de la productivité est un voyage continu. Soyez patient, restez flexible, et n'ayez pas peur d'expérimenter pour trouver ce qui fonctionne le mieux pour vous.

Chapitre 7 : Les Micro-Habitudes pour le Développement Personnel

Comment les micro-habitudes peuvent aider à la croissance personnelle ?

Le développement personnel est un voyage qui dure toute une vie, fait de petits pas quotidiens plutôt que de grands bonds spectaculaires. C'est là que les micro-habitudes entrent en jeu, offrant une approche puissante et durable pour cultiver notre croissance personnelle.

Importance des micro-habitudes pour le développement personnel

Les micro-habitudes sont la clé d'un développement personnel réussi et durable. Contrairement aux grands changements qui peuvent sembler intimidants et difficiles à maintenir, les micro-habitudes sont de petites actions que nous pouvons facilement intégrer dans notre routine quotidienne. Leur pouvoir réside dans leur simplicité et leur répétition constante.

Prenons l'exemple de la lecture. Au lieu de se fixer l'objectif ambitieux de lire un livre par semaine, une micro-habitude pourrait être de lire une seule page chaque jour. Cette action, bien que minime, peut avoir un impact significatif sur le long terme. Non seulement vous finirez par lire plusieurs livres par an, mais vous développerez également une habitude de lecture régulière qui nourrira votre esprit et élargira vos horizons.

Les micro-habitudes sont particulièrement efficaces pour le développement personnel car elles réduisent la résistance au changement. Les petites actions sont moins intimidantes et plus faciles à entreprendre, ce qui réduit notre tendance naturelle à résister au changement. Elles créent un élan positif, car chaque petite victoire renforce notre motivation et notre confiance, nous encourageant à persévérer et à progresser. Enfin, bien que chaque action soit petite, leur effet cumulatif peut conduire à des transformations significatives sur le long terme.

Connexion entre micro-habitudes et autodiscipline

L'autodiscipline est souvent considérée comme une qualité innée, mais en réalité, c'est une compétence qui peut être développée et renforcée grâce aux micro-habitudes. Chaque fois que nous respectons une micro-habitude, nous exerçons notre muscle de l'autodiscipline.

Par exemple, si vous adoptez la micro-habitude de faire votre lit chaque matin dès le réveil, vous commencez votre journée par un petit acte de discipline. Cette action simple peut sembler insignifiante, mais elle établit un ton positif pour le reste de la journée et renforce votre capacité à respecter vos engagements envers vous-même.

Au fil du temps, à mesure que vous accumulez ces petites victoires quotidiennes, votre autodiscipline se renforce. Vous devenez plus capable de résister aux tentations, de rester concentré sur vos objectifs à long terme et de surmonter les obstacles qui se dressent sur votre chemin.

Impact des micro-habitudes sur l'estime de soi et la confiance

Les micro-habitudes ont un impact profond sur notre estime de soi et notre confiance. Chaque fois que nous respectons une micro-habitude, nous nous prouvons à nous-mêmes que nous sommes capables de tenir nos engagements. Cette cohérence entre nos intentions et nos actions renforce notre image de soi positive.

Imaginez que vous adoptiez la micro-habitude de noter trois choses pour lesquelles vous êtes reconnaissant chaque soir avant de vous coucher. Non seulement cette pratique cultive la gratitude, mais elle vous permet également de vous voir comme quelqu'un qui prend soin de son bien-être mental. Avec le temps, cette perception positive de vous-même renforce votre estime de soi et votre confiance.

De plus, les micro-habitudes nous permettent de voir des progrès tangibles dans notre développement personnel. Chaque petite action accomplie est une preuve concrète de notre capacité à grandir et à évoluer. Cette accumulation de petites réussites alimente notre confiance et nous encourage à relever de nouveaux défis.

En conclusion, les micro-habitudes sont un outil puissant pour le développement personnel. Elles nous permettent de cultiver l'autodiscipline, de renforcer notre estime de soi et notre confiance, tout en créant un changement durable dans notre vie. Dans les prochaines sections, nous explorerons des exemples concrets de micro-habitudes pour le développement personnel et des stratégies pour les intégrer efficacement dans notre quotidien.

Micro-habitudes pour l'apprentissage continu, la pratique de la gratitude, et la méditation

Le développement personnel est un voyage de toute une vie. En intégrant des micro-habitudes dans les domaines de l'apprentissage, de la gratitude et de la méditation, nous pouvons créer un chemin durable vers une croissance continue et un bien-être accru.

Micro-habitudes pour l'apprentissage et l'amélioration continue

L'apprentissage continu est essentiel pour rester pertinent et épanoui dans notre monde en constante évolution. Voici quelques micro-habitudes efficaces pour cultiver une mentalité d'apprentissage :

1. **Le concept du jour** : Chaque matin, choisissez un nouveau concept ou une nouvelle idée à explorer. Passez 5 minutes à lire à ce sujet pendant votre petit-déjeuner ou votre trajet. Cette habitude vous expose régulièrement à de nouvelles connaissances et stimule votre curiosité intellectuelle.

2. **La technique de l'enseignement imaginaire** : Après avoir appris quelque chose de nouveau, prenez 2 minutes pour l'expliquer à un élève

imaginaire. Cette pratique renforce votre compréhension et votre rétention de l'information.

3. **Le défi du vocabulaire** : Apprenez un nouveau mot chaque jour et essayez de l'utiliser dans une conversation. Cela enrichit votre vocabulaire et améliore vos compétences en communication de manière progressive.

4. **L'exploration des perspectives** : Chaque semaine, lisez un article ou regardez une vidéo qui présente un point de vue différent du vôtre sur un sujet qui vous intéresse. Cette habitude élargit votre compréhension du monde et développe votre empathie.

Micro-habitudes pour la pratique de la gratitude quotidienne

La gratitude a le pouvoir de transformer notre perspective sur la vie, améliorant notre bien-être mental et émotionnel. Voici quelques micro-habitudes pour intégrer la gratitude dans votre quotidien :

1. **Le rituel du coucher reconnaissant** : Juste avant de vous endormir, pensez à trois choses spécifiques qui se sont produites dans la journée et pour lesquelles vous êtes reconnaissant. Cela termine votre journée sur une note positive et peut améliorer la qualité de votre sommeil.

2. **La photo de gratitude** : Chaque jour, prenez une photo de quelque chose pour lequel vous êtes reconnaissant. Cela peut être aussi simple qu'un rayon de soleil ou un bon repas. Cette pratique vous aide à remarquer et à apprécier les petites joies de la vie quotidienne.

3. **Le geste de gratitude inattendu** : Une fois par semaine, exprimez votre gratitude à quelqu'un à qui vous ne le dites pas habituellement, comme le

caissier de votre supermarché ou le concierge de votre immeuble. Cela renforce les liens sociaux et répand la positivité.

4. **Le jar de gratitude** : Gardez un petit bocal et des bouts de papier à portée de main. Chaque fois que quelque chose de positif se produit, notez-le et mettez-le dans le bocal. À la fin du mois, lisez tous les papiers pour vous rappeler les bons moments.

Micro-habitudes pour intégrer la méditation et la pleine conscience

La méditation et la pleine conscience peuvent considérablement réduire le stress et améliorer notre bien-être général. Voici comment les intégrer progressivement dans votre vie :

1. **La technique du STOP** : Plusieurs fois par jour, arrêtez-vous et suivez ces étapes : S (Stop), T (Take a breath), O (Observe), P (Proceed). Cette micro-habitude vous aide à rester ancré dans le présent et à réagir de manière plus réfléchie aux situations.

2. **La marche consciente** : Lors de vos déplacements quotidiens, choisissez un court trajet (comme de votre bureau à la salle de pause) et faites-le en pleine conscience. Concentrez-vous sur chaque pas, les sensations dans vos pieds et vos jambes. Cette pratique intègre la pleine conscience dans votre routine sans prendre de temps supplémentaire.

3. **L'écoute méditative** : Une fois par jour, écoutez une chanson entière sans rien faire d'autre. Concentrez-vous uniquement sur les sons, les instruments, les paroles. Cette pratique développe votre capacité à être présent et attentif.

4. **Le scan corporel express** : Avant une réunion importante ou un moment stressant, prenez 30 secondes pour faire un rapide scan de votre corps, en notant les zones de tension et en les relâchant consciemment. Cette micro-habitude vous aide à gérer le stress et à rester centré.

En intégrant ces micro-habitudes dans votre routine quotidienne, vous créez un cadre solide pour un développement personnel continu. Rappelez-vous que la clé du succès réside dans la constance plutôt que dans l'intensité. Commencez petit, restez cohérent, et laissez ces petites actions s'accumuler pour créer des changements significatifs dans votre vie. Adaptez ces micro-habitudes à votre style de vie et à vos préférences personnelles. L'objectif est de les rendre si faciles et naturelles qu'elles deviennent une partie intégrante de votre quotidien, vous guidant vers une version améliorée de vous-même, jour après jour.

Stratégies pour maintenir ces habitudes à long terme

Maintenir des micro-habitudes à long terme est souvent le plus grand défi après leur adoption initiale. Pour garantir que ces petites actions deviennent des parties intégrantes de votre vie, il est crucial de mettre en place des stratégies efficaces. Voici comment renforcer et pérenniser vos nouvelles habitudes, évaluer leur efficacité, et utiliser des systèmes de soutien pour rester motivé.

Techniques pour renforcer et pérenniser les nouvelles habitudes

Pour transformer vos micro-habitudes en comportements durables, plusieurs techniques s'avèrent particulièrement efficaces.

La méthode de l'ancrage consiste à associer vos nouvelles micro-habitudes à des habitudes déjà bien établies dans votre routine quotidienne. Par exemple, si vous souhaitez intégrer une pratique de gratitude, vous pourriez décider d'écrire trois choses pour lesquelles vous êtes reconnaissant juste après vous être brossé les dents le matin. Cette technique utilise la force des habitudes existantes pour en créer de nouvelles.

Ensuite, prenez quelques minutes chaque jour pour visualiser vous-même en train de pratiquer vos micro-habitudes et d'en récolter les bénéfices. Cette technique renforce votre engagement émotionnel et augmente votre motivation à les maintenir.

L'approche de l'identité est également essentielle. Au lieu de vous concentrer uniquement sur les actions, pensez à l'identité que vous souhaitez incarner. Par exemple, au lieu de "Je vais méditer tous les jours", dites-vous "Je suis quelqu'un qui prend soin de sa santé mentale". Cette approche basée sur l'identité peut rendre vos micro-habitudes plus naturelles et durables.

Enfin, commencez avec une version ultra-simplifiée de votre habitude, puis augmentez progressivement. Par exemple, si votre objectif est de courir 30 minutes par jour, commencez par mettre vos chaussures de course chaque matin. La semaine suivante, ajoutez une minute de course, et ainsi de suite.

Importance de l'auto-évaluation et de l'ajustement continu

Le maintien à long terme des micro-habitudes nécessite une approche réflexive et adaptative. Tenez un journal de vos micro-habitudes. Notez non seulement si vous les avez pratiquées, mais aussi comment vous vous sentez, les défis rencontrés et les bénéfices observés. Cette pratique vous aide à rester conscient de vos progrès et à identifier les domaines nécessitant des ajustements.

Fixez-vous un rendez-vous mensuel avec vous-même pour évaluer vos progrès. Posez-vous des questions telles que : "Ces micro-habitudes me rapprochent-elles de mes objectifs ?", "Y a-t-il des habitudes que je trouve particulièrement difficiles à maintenir ?", "Quels ajustements pourrais-je faire pour améliorer mon expérience ?". Soyez prêt à ajuster vos micro-habitudes en fonction de vos expériences et de l'évolution de vos besoins. Si une habitude ne fonctionne pas comme prévu, n'hésitez pas à la modifier ou à la remplacer. L'objectif est de trouver un équilibre entre constance et flexibilité.

Utiliser des systèmes de soutien et des communautés pour la motivation

Le soutien social peut jouer un rôle crucial dans le maintien à long terme de vos micro-habitudes. Trouvez un ami ou un membre de votre famille qui partage des objectifs similaires. Engagez-vous à vous soutenir mutuellement, à partager vos progrès et à vous encourager dans les moments difficiles.

Rejoignez des communautés en ligne dédiées au développement personnel et aux micro-habitudes. Ces groupes peuvent être une source précieuse d'inspiration, de conseils et de soutien moral.

Envisagez de travailler avec un coach en développement personnel ou un mentor. Leur expertise peut vous aider à affiner vos stratégies et à surmonter les obstacles.

Si possible, créez des rituels de groupe autour de vos micro-habitudes. Par exemple, vous pourriez organiser une séance hebdomadaire de méditation en groupe ou un club de lecture pour soutenir vos habitudes d'apprentissage continu. Partagez régulièrement vos progrès avec votre réseau de soutien. Cela peut être aussi simple que d'envoyer un message à un ami pour lui dire que vous avez maintenu votre habitude de lecture quotidienne pendant un mois.

En conclusion, le maintien à long terme des micro-habitudes pour le développement personnel nécessite une approche stratégique, réflexive et collaborative. En combinant des techniques de renforcement, une pratique régulière d'auto-évaluation et l'utilisation judicieuse des systèmes de soutien, vous pouvez transformer vos micro-habitudes en changements durables et significatifs dans votre vie. Rappelez-vous que le chemin du développement personnel est un marathon, pas un sprint. Chaque petit pas compte, et avec de la persévérance et du soutien, vous pouvez réaliser des transformations remarquables dans votre vie.

Chapitre 8 : L'Impact à Long Terme des Micro-Habitudes

Dans ce chapitre final, nous allons explorer l'impact profond et durable que les micro-habitudes peuvent avoir sur notre vie et sur la société dans son ensemble. Nous verrons comment de petits changements quotidiens peuvent mener à des transformations majeures au fil du temps, et comment adapter ces habitudes aux différentes étapes de notre vie.

Les effets cumulatifs des micro-habitudes sur différents aspects de la vie

Les micro-habitudes, bien que minuscules en apparence, ont le pouvoir de transformer radicalement notre vie lorsqu'elles sont pratiquées de manière constante sur une longue période. Ce phénomène, connu sous le nom d'effet composé, est la clé de leur puissance transformatrice.

Prenons l'exemple de la lecture. Si vous adoptez la micro-habitude de lire seulement 5 pages par jour, cela peut sembler insignifiant au début. Cependant, sur une année, cela représente 1825 pages, soit l'équivalent de 6 à 8 livres de taille moyenne. En cinq ans, vous auriez lu entre 30 et 40 livres, élargissant considérablement vos connaissances et votre perspective.

De même, une micro-habitude de méditation de 5 minutes par jour peut sembler négligeable, mais elle représente plus de 30 heures de pratique méditative sur une année. Cette pratique régulière peut significativement améliorer votre gestion du stress, votre concentration et votre bien-être général.

L'effet cumulatif des micro-habitudes s'étend à tous les aspects de notre vie. Concernant la santé physique, de petits changements dans l'alimentation ou l'activité physique peuvent conduire à des améliorations significatives à long terme. Par exemple, remplacer une collation sucrée par un fruit chaque jour peut réduire l'apport calorique et améliorer la nutrition globale. Pour le développement personnel, l'apprentissage continu à travers de petites actions quotidiennes, comme apprendre un nouveau mot chaque jour, peut mener à une croissance personnelle et professionnelle importante. En ce qui concerne les relations, des gestes d'attention réguliers, même minimes, peuvent renforcer considérablement nos liens avec les autres. Enfin, sur le plan des finances, de petites économies régulières peuvent s'accumuler pour créer une sécurité financière substantielle. Épargner ne serait-ce que 1 euro par jour peut aboutir à une somme significative sur plusieurs années, offrant une stabilité financière accrue.

Témoignages et études de cas de transformations réussies

Pour illustrer le pouvoir transformateur des micro-habitudes, considérons quelques exemples concrets.

Marie, une professionnelle de 35 ans, a adopté la micro-habitude de noter trois choses pour lesquelles elle était reconnaissante chaque soir. Au bout d'un an, elle a rapporté une amélioration significative de son bien-être mental et de sa résilience face au stress.

Thomas, un étudiant, a commencé à réviser ses cours pendant seulement 10 minutes chaque matin. Cette habitude, maintenue sur un semestre, a conduit à une amélioration notable de ses résultats académiques.

Une étude menée sur 5 ans auprès de 1000 participants a montré que ceux qui avaient adopté la micro-habitude de marcher 10 minutes supplémentaires par jour avaient réduit leur risque de maladies cardiovasculaires de 15% par rapport au groupe témoin.

Ces exemples illustrent comment des actions apparemment insignifiantes, lorsqu'elles sont maintenues sur le long terme, peuvent conduire à des changements profonds et durables. Les micro-habitudes, grâce à leur simplicité et leur constance, permettent de créer un cadre solide pour des transformations significatives.

Rappelez-vous que la clé du succès réside dans la régularité et la persévérance. En adoptant et en maintenant ces petites actions, vous pouvez réaliser des progrès remarquables et durables dans divers aspects de votre vie.

Adapter les micro-habitudes aux différentes étapes de la vie

Les micro-habitudes ne sont pas une approche unique pour tous. Elles doivent être adaptées aux différentes étapes de notre vie pour rester pertinentes et efficaces. À chaque phase de notre existence, nos priorités, nos responsabilités et nos défis évoluent, et nos micro-habitudes doivent refléter ces changements pour maximiser leur impact.

Pour les étudiants, les micro-habitudes peuvent se concentrer sur l'amélioration des techniques d'étude, la gestion du temps et le développement de compétences sociales. Un étudiant pourrait commencer par réviser une notion clé pendant cinq minutes chaque matin. Cette habitude simple peut renforcer la rétention des informations et aider à mieux se préparer pour les examens. De même, planifier la journée du lendemain chaque soir avant de se coucher peut aider à structurer le temps et à réduire le stress lié aux échéances. Engager une conversation avec un nouveau camarade chaque semaine peut non seulement enrichir les compétences sociales, mais aussi créer un réseau de soutien précieux.

Pour les professionnels en milieu de carrière, l'accent peut être mis sur l'équilibre travail-vie personnelle, le développement professionnel continu et la gestion du stress. Prendre une pause de deux minutes toutes les heures pour s'étirer et respirer profondément peut aider à maintenir la concentration et à réduire la fatigue. Lire un article professionnel pendant dix minutes chaque jour peut favoriser le développement continu des compétences et rester à jour dans son domaine. Pratiquer une technique de relaxation rapide avant chaque réunion importante peut également aider à aborder les défis professionnels avec calme et clarté.

Les parents peuvent se concentrer sur la qualité du temps passé en famille et l'auto-soin. Passer cinq minutes de temps de qualité individuel avec chaque enfant quotidiennement peut renforcer les liens familiaux et assurer que chaque enfant se sente valorisé.

Pratiquer une activité de pleine conscience en famille pendant trois minutes chaque soir peut créer un moment de connexion et de détente pour tous. Prendre dix minutes de "temps pour soi" chaque jour, sans interruption, est crucial pour maintenir un équilibre mental et émotionnel.

Pour les retraités, les micro-habitudes peuvent viser à maintenir la santé cognitive et physique, ainsi qu'à cultiver des liens sociaux. Résoudre un puzzle ou un jeu de réflexion pendant quinze minutes chaque matin peut stimuler le cerveau et prévenir le déclin cognitif. Faire une promenade de dix minutes après chaque repas peut aider à maintenir la forme physique et à améliorer la digestion. Appeler un ami ou un membre de la famille différent chaque jour peut renforcer les relations sociales et prévenir l'isolement.

L'important est de réévaluer régulièrement nos micro-habitudes pour s'assurer qu'elles restent alignées avec nos objectifs et notre situation de vie actuelle. À mesure que nous progressons dans la vie, nos besoins et nos priorités changent, et nos habitudes doivent évoluer en conséquence. En adaptant nos micro-habitudes aux différentes étapes de notre vie, nous pouvons continuer à croître et à nous épanouir, quel que soit notre âge ou notre situation.

L'impact sociétal des micro-habitudes

L'adoption généralisée de micro-habitudes positives peut avoir un impact significatif non seulement sur les individus, mais aussi sur la société dans son ensemble.

Au niveau environnemental, par exemple, si chaque personne adoptait la micro-habitude de refuser un sac plastique par semaine, cela pourrait conduire à une réduction massive de la pollution plastique. De même, l'habitude de réduire sa consommation d'eau de quelques litres par jour, multipliée par des millions de personnes, pourrait avoir un impact considérable sur la conservation des ressources en eau.

Dans le domaine de la santé publique, des micro-habitudes telles que se laver les mains régulièrement ou porter un masque en cas de maladie peuvent significativement réduire la propagation des maladies infectieuses, comme nous l'avons vu pendant la pandémie de COVID-19.

Les micro-habitudes ont également le potentiel de créer un changement culturel positif. Par exemple, l'habitude de pratiquer la gratitude ou la gentillesse quotidienne peut, à grande échelle, contribuer à créer une société plus empathique et bienveillante.

En conclusion, les micro-habitudes représentent un outil puissant pour le changement personnel et sociétal. Leur force réside dans leur simplicité et leur accessibilité. En adoptant et en maintenant ces petites actions quotidiennes, nous pouvons non seulement transformer nos propres vies, mais aussi contribuer à créer un monde meilleur, une micro-habitude à la fois.

Conclusion

Au fil de ce livre, nous avons exploré la puissance des micro-habitudes et leur capacité à transformer nos vies de manière durable et significative. Nous avons vu comment de petites actions, répétées quotidiennement, peuvent avoir un impact énorme sur notre productivité, notre santé, nos relations et notre développement personnel. En comprenant la science derrière les habitudes et en adoptant des stratégies efficaces pour les intégrer et les maintenir, nous pouvons créer des changements positifs et durables dans notre vie.

Résumé des points clés

Comprendre les habitudes : Les habitudes se forment à travers une boucle de signal, routine et récompense. En identifiant ces éléments, nous pouvons mieux comprendre et modifier nos comportements.

La puissance des petites actions : Les grandes résolutions échouent souvent, tandis que les petites actions sont plus faciles à maintenir et peuvent conduire à des transformations majeures grâce à l'effet cumulé.

Identifier et analyser vos habitudes actuelles : Faire un audit de vos habitudes actuelles vous permet de comprendre ce qui fonctionne et ce qui doit être changé.

Créer des micro-habitudes : Choisir les bonnes micro-habitudes, les intégrer dans votre routine quotidienne et les adapter à différents aspects de votre vie est essentiel pour le succès à long terme.

Surmonter les obstacles : Identifier les obstacles courants et utiliser des techniques pour surmonter les résistances et rester motivé est crucial pour maintenir vos nouvelles habitudes.

Les micro-habitudes pour la productivité et le développement personnel : En appliquant des micro-habitudes spécifiques à différents domaines de votre vie, vous pouvez améliorer votre productivité, votre santé et votre bien-être général.

Maintenir vos micro-habitudes à long terme : Utiliser des techniques de suivi, d'évaluation et de soutien social pour assurer la pérennité de vos habitudes.

Encouragements et conseils finaux

Adopter des micro-habitudes est un voyage continu. Il est important de rester patient et flexible, d'expérimenter différentes approches et de célébrer chaque petit progrès. Rappelez-vous que chaque petite action compte et que la constance est la clé du succès. Ne vous découragez pas par les revers temporaires, mais voyez-les comme des opportunités d'apprentissage et de croissance.

Invitation à partager vos réussites

Nous serions ravis d'entendre vos histoires de réussite et vos expériences avec les micro-habitudes. Partagez vos progrès, vos défis et vos victoires avec nous. Votre parcours peut inspirer et motiver d'autres lecteurs à adopter des micro-habitudes et à transformer leur vie.

Remerciements

Je tiens à exprimer ma profonde gratitude à tous ceux qui ont contribué à la réalisation de ce livre. Merci à ma famille et à mes amis pour leur soutien inconditionnel et leur encouragement constant. Merci également à mes lecteurs pour leur engagement et leur enthousiasme à explorer le pouvoir des micro-habitudes.

Un merci spécial à mes éditeurs et à l'équipe de publication pour leur expertise et leur dévouement. Votre travail acharné a rendu ce livre possible.

Enfin, merci à vous, chers lecteurs, pour votre confiance et votre intérêt. J'espère que ce livre vous a inspiré et équipé pour créer des changements positifs dans votre vie.

Appel à l'action

Si vous avez trouvé ce livre utile, je vous invite à laisser une note et un commentaire. Vos retours sont précieux et aident d'autres lecteurs à découvrir ce livre. Merci de prendre quelques minutes pour partager votre avis. En adoptant et en maintenant des micro-habitudes, vous avez le pouvoir de transformer votre vie, un petit pas à la fois. Continuez à évoluer, à apprendre et à grandir. Le voyage vers une meilleure version de vous-même commence aujourd'hui.

www.ingramcontent.com/pod-product-compliance
Lightning Source LLC
Chambersburg PA
CBHW070754250726
48662CB00004B/1795